imaginist

想象另一种可能

．

理
想
国
imaginist

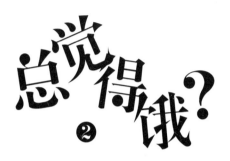

来自哈佛医学院教授的科学饮食法

[美] 大卫·路德维希 著　未宛　王亦慧 译

四川科学技术出版社

·成都·

"总觉得饿"的解决方案

欢迎加入"总觉得饿"饮食计划！

在接下来的几个月里——也可能在你的余生里——请你忘掉热量，关注食物的品质，饿了就吃到饱，然后遵循一些简单的生活方式生活。

用这种方法你就能克服饮食冲动、重新训练脂肪细胞，达到永久减肥的目的。

我的"总觉得饿"的故事

从开始采用这种饮食计划之后，我就没有那么饿了。事实上我根本就再也没有饿过。

——马修·F.，36 岁，马萨诸塞州罗森岱尔市

体重减轻：14 千克；腰围缩小：14 厘米

第五章

准备好改变你的生活

重要的表格、辅助方法和其他事项

减肥计划是如何运作的

标准的低脂饮食目的是通过限制热量的摄入从而把热量从脂肪细胞中逼出来。但是在经过几周的挨饿后，饥饿感猛增并且新陈代谢变慢。要解决体重增加的根源问题，减少热量根本就是治标不治本。

而"总觉得饿"的解决方案针对的就是体重增加的根源问题，即脂肪细胞过度地储存热量。通过降低胰岛素水平和减轻慢性炎症，我们可以重置脂肪细胞，让它释放多余的热量。做到这点，饥饿感就会减少，食欲减弱，新陈代谢加快，减肥就自然而然地发生了。

我们会分三个阶段逐步进行：

• 阶段 1：为期 2 周的"新兵训练"，目的是克服食欲、启动减肥。

• 阶段 2："无饥饿计划"，重新训练你的脂肪细胞，让你的体重达到一个新的较低设定值。这个阶段可能会持续几周到 6 个月或更久的时间，取决于你要减掉多少体重。

• 阶段 3：根据你身体的独特需求，为你定制个性化的饮食来永久地保持减肥后的体重。

在第 6 章至第 8 章，我会进行逐步指导，包括提供食谱、饮食计划和跟踪方法，来帮助你轻松地跟着计划走。每章还提供良好的睡眠习惯、愉快的体育运动和减压技巧等"生命支持"因素方面的建议，与饮食一起帮助你达到最佳体重并收获健康。

我和我的营养与烹饪专家团队一起开发了食谱和饮食计划，一共有三个目标：

1. 将最新的科学观点转化为强有力的减肥方法，**不用挨饿**，用最少的付出获得最大的回报。

2. 尽量让所有人都觉得简单方便，大多数餐食在 30 分钟内就能烹饪完成。

3. 美味、让人满足、能适用于特殊饮食，包括素食和无麸质饮食。

许多食谱都与经典菜式相似，但是每一种都根据现代口味进行了调整来达到最佳效果。如果你之前过着计算热量的日子，那么许多之前不能吃的食物——例如全蛋或鲜奶油——会重新出现在你的餐盘上。你会惊讶地发现一些像糖这样最能激发食欲的东西很快就失去了吸引力，而更健康的食物变成了你日常的最爱；精制碳水化合物的无处不在或许会让你震惊，而吃到真正的天然食物是多么的令你满足。

流行的减肥计划通常会承诺体重的快速减轻，但是需要严苛的节食和艰苦的锻炼。悲哀的是，这些严苛方案的成果几乎从来都不能持久。当然，最快的减肥方法，就是干脆不要吃。但是我不建议这么做！相反，"总觉得饿"的解决方案的目标是逐步、持续的减重。计划开始几天后，你会感觉更好，而不是更糟，因为你的脂肪细胞平静下来了，开始和身体的其余部位分享热量。能量水平得以改善，积极性也会提高，这正好和许多其他节食计划进行到此阶段后的状态相反。

考虑一下两种在一年之内减肥 22.7 千克的方式。一种方式是每天少摄入 1 200 卡的热量，并每天运动，这样每周能减 1.8 千克，持续 3 个月，然后接下来的 9 个月努力维持减肥后的体重。还有一种方式是 12 个月内持续每个月减重 1.8 千克，饿了就吃，而且感觉很棒。你会更倾向哪一种？

我的"总觉得饿"的故事

计划开始 8 周之后，我的体重平稳地下降。没有出现一周内"疯狂"减重 4.5 千克然后接下来一周猛烈反弹的现象。效果非常持久。这个计划的食谱有我喜欢的也有我可以接受的，这样能让我坚持下去（并感到快乐！）。

——埃丝特·K., 38 岁，得克萨斯州弗洛尔蒙特市

体重减轻：约 5 千克；腰围缩小：8.9 厘米

在试点测试中大多数人每周减 0.45 ~ 0.9 千克，有些人更多，有些更少。在"总觉得饿"的解决方案中，减肥速度因人而异，会根据每个人的新陈代谢、整体健康、起始体重、年龄、运动强度、减肥计划的准备程度而有所不同。这项计划的目的是降低你的体重设定值——也就是你的身体会努力保持的体重——通过创造合适的内部环境，来达到最佳体重并且不会反弹。只要遵照饮食计划，饿了就吃到饱，然后让你的身体（而不是饮食书的作者）来决定最适合你的减肥速度。限制热量摄入迫使体重快速下降，那是治标不治本。既

然没有长效，那又何苦为之呢？

无论如何，一种饮食的真正效果如何，体重秤上的数字变化只能作为粗略参考。同样减掉了 22 千克，22 千克全是脂肪，和 22 千克中有一半来自肌肉组织，对人的外貌、体型和健康的影响完全不同。正如第三章所说的，"总觉得饿"的解决方案直接针对脂肪细胞，对身体组成（肌肉质量和脂肪组织的比例）产生更有利的改变。事实上，我们试点测试的某些参与者在体重出现明显改变前，都反映腰围在缩小，这表明他们减掉的是脂肪，而肌肉量得以保留。最重要的是参与者在减肥以外还往往能感受到其他一些益处，例如改善了：

- 能量水平
- 体适能
- 心情
- 情绪的稳定性
- 心智功能

一系列的健康问题也得到了改善，其中包括：

- 糖尿病
- 心脏病风险因素
- 胃食道逆流和消化不良
- 关节炎
- 长期疲劳

· 抑郁

当然，减肥对如今很多人来说都很重要，这也可能是你选择这本书的主要原因之一。我们的计划能帮助你减肥并永久地保持减肥后的体重，而"总觉得饿"的解决方案的最终目标是让你享有活力四射的健康。

现在，让我们为成功的开始做好准备吧。

我的"总觉得饿"的故事

我的身体现在好多了。我感觉就像年轻的时候一样。我的大脑也更清晰了。"关节炎"一样的疼痛也消失了。太让人惊喜了。吃得好又能减肥的事实对我来说太不可思议。重点是：我从几乎一摊烂泥的状态，变得一下子好像年轻健康了好多岁。说实话，我感觉重新掌控了自己的生活。

——南 T., 53 岁，阿拉巴马州伯明翰市

体重减轻：3.4 千克；腰围缩小：2.54 厘米

7天倒计时准备

倒数第7天：概览——熟悉本计划的营养目标。

倒数第6天：记录下你的健康实时状况并进行跟踪——收集你的健康指标基准线，学习如何使用每日跟踪表和每月进度图，并且开始跟踪记录！

倒数第5天：运动、睡眠和释放压力的策略——了解这三种生活方式的关键因素如何促进减肥并支持长期的成效。

倒数第4天：你的"目标"和"如果—就"方案——明确你的首要目标并制订达成目标的计划。

倒数第3天：收集你需要的烹饪工具，彻底清理你的厨房——让你的家和厨房为新的饮食方式做好准备。

倒数第2天：去购物——用"总觉得饿"的解决方案中认可的食物重新填满你的冰箱和橱柜。

倒数第1天：烤坚果、做酱料、做好心理准备——把准备阶段的最后一天当作阶段1的起点。

我的"总觉得饿"的故事

我从青春期开始就有体重困扰，但最糟的状况还是近10～15年。我最大的问题是得控制（或者说无法控制）我的食欲。神奇的是，以往节食中都会出现的问题，这次在这个项目中竟然没有出现。最明显的是，我的抑郁和情绪激烈波动的问题都没有了。我以前试过抗抑郁药，但是药物会让我的情绪太过于平淡了。而这种新的饮食方式彻底解决了这个问题。现在我完全正常了，有时候也会生气难过，和其他人一样，但是这些情绪不会像过去那样主导我的生活。我变得更自信了。这是到目前为止我尝试过的最成功的减肥方法，并且这种饮食对我来说惊人地简单。我原来以为我会在两周之后就放弃，但是现在三个月过去了，我还在坚持着。事实上，我觉得我可以一辈子坚持下去。

——安妮·C., 48岁，得克萨斯州奥斯汀市

体重减轻：8千克；腰围缩小：15厘米

用7天倒计时做好准备 *

我们生活中最有力的改变依赖于准备工作和动机。为了能成功，我建议在阶段1的前一周时间**真正做好准备**——装备好你的厨房，并且为转变做好心理准备。当我们进入7天倒计时的准备时，我会详细解释饮食的相关细节，哪些食物能吃和哪些不能吃，如何跟踪你的进度等等。当阶段1开始的时候，你就已经把良好开端所需的所有信息和工具都准备好了。

---

* 在计划实施开始之前，我建议你先与你的医疗顾问商讨一下你将参与的这个项目，特别是如果你有过某些疾病史，如果你正准备做一个基础实验室测试，现在也正是时候。

7 天倒计时的准备阶段最好能从周一开始。为了让你的时间更易于管理，可以考虑在每天的一个特定时间段里做准备工作。这些简单的日常工作，能帮助你将准备工作分成简单的步骤。或者，如果你更喜欢按照你自己的步调来准备，那当然也可以。我们设计的饮食计划有很强的灵活性，你可以将计划中的组成部分任意调整，以适合你的个人喜好和需求。只需要看完所有准备阶段的任务，然后按照你自己的时间进行安排。（尝试将这些任务分成几天来完成，这样你就不用在最后一刻做完所有的事。）

　　你最好能找一个坚固的文件夹或者三孔活页夹来保存购物清单、跟踪表和其他关于计划的有用信息，让这些文件显得井然有序。（所有表格都能在 www.alwayshungrybook.com 下载。）在整个计划中，你会收集到许多关于饥饿感、食欲、能量水平、情绪、饮食、生活方式、体重和腰围的数据。这些信息能帮助你追踪进度，评估身体对具体饮食变化的反应，以及微调计划以适应你的长期需求。

我的"总觉得饿"的故事

　　我几乎没有了胃食道逆流的症状。血液检查、血糖和胆固醇都是 10 年以来最好的状态。我以前每周有四五天要睡午觉。现在我很少睡午觉了。我以前旺盛的精力又回来了。显然，以后我会受益更多，身体更健康、精力更充沛、性生活更愉悦、能做的事更多，也更享受生活。

——迈克尔·B., 65 岁，马里兰州纽马基特市

体重减轻：4.5 千克；腰围缩小：7.6 厘米

倒数第 7 天：概览

准备阶段的第 1 天。让我们先来了解一下饮食计划的大框架。首先你得彻底放弃计算热量的减肥方式，选择以适当的方式组合的适当饮食，从而重新训练你的脂肪细胞，这样它们才能释放储存的多余热量。最快的方法就是用脂肪替代精制碳水化合物（胰岛素分泌的主要动力），让膳食和点心都能够达到正确比例的未加工碳水化合物和蛋白质。随着营养元素的适当均衡，你的身体会感到滋润而不是饥肠辘辘，从挨饿状态中走出来，开始毫不费力地减肥。**只要遵守饮食计划，饿了就吃到饱，饱了就停下来。**

这种方法最引人注目的结果之一就是：饮食冲动的减弱或者消失，有时候第一天就让人有这种感觉。

理解阶段 1：克服饮食冲动

阶段 1 本质上和标准的低脂饮食完全相反。在阶段 1 中，如图 5-1 所示，你会摄入高比例的脂肪（占总热量的 50%）、总含量较低的碳水化合物（25%）和可能相比过去适当增加了的蛋白质（25%）。在这两周期间，拒绝所有的谷物制品、土豆和添加糖。不过别担心会饿肚子，丰富的酱汁和涂抹酱、

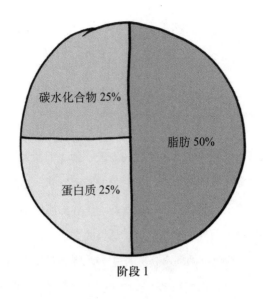

碳水化合物 25%

脂肪 50%

蛋白质 25%

阶段 1

图 5-1 阶段 1 的饮食概况

坚果和坚果酱、全脂牛奶和其他的高脂肪食物会填饱你的肚子，这些食物在限制热量的饮食中根本不会让你接触到。在我们计划的所有阶段，优质蛋白质都发挥了重要的作用，此外，还有素食可供选择。

我的"总觉得饿"的故事

哇！吃完一顿饭然后说："不知道这顿饭我有没有吃足够多的脂肪？"这种感觉太不可思议了。我爱死它了！

——安吉莉卡·G., 51 岁，加利福尼亚州萨克拉门托市

体重减轻：约 5.2 千克；腰围缩小：7.6 厘米

阶段 1 是整个计划中限制最多的阶段，但是也没有超低碳水化合物饮食和生酮饮食的限制那么严格，这两种饮食几乎完全排除了碳水化合物这种主要营养元素。在阶段 1，你仍可以享用纯粹、天然的碳水化合物，例如水果、豆类和各种非淀粉类的蔬菜。这个阶段只持续两周，旨在启动减肥，不是所有人都得长期执行这个阶段的饮食方式。大多数人可以耐受更多的碳水化合物，下一个阶段的饮食会有更大的灵活性和多样性，而且大家还能根据个人喜好对饮食进行调整。不过，对那些有严重新陈代谢问题的人来说，例如严重的胰岛素抵抗或糖尿病前期患者，延长阶段 1 的持续时间，可能效果会更好。

理解阶段 2：重新训练你的脂肪细胞

在阶段 2，你会稍稍减少脂肪的摄入（减到总热量的 40%），通过增加一些粗加工的完整颗粒谷物（例如糙米、燕麦碎粒、大麦粒和藜麦）和除土豆以外的淀粉类蔬菜来增加碳水化合物的摄入（达到 35%）。蛋白质的来源和比例保持不变（25%）。阶段 2 旨在重新训练你的脂肪细胞，这样你的体重会逐步地减轻，最后稳定在一个新的较低的设定值（见图 5-2）。这个过程对有些人来说可能只需要几周或几个月的时间，但对那些体重较重的人来说这个过程可能会比较漫长。阶段 2 是你的基本方案，你可以在需要的时候随时回到这个阶段。如果你对精制碳水化合物很敏感（在阶段 3 会测试敏

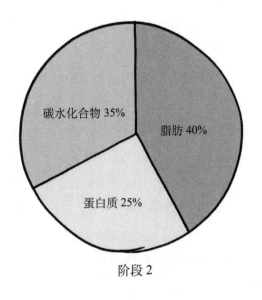

阶段 2

图 5-2　阶段 2 的饮食概况

感度），可能最好还是一直保持阶段 2 的饮食。在这个计划的所有阶段里，让饥饿指引你开吃。

理解阶段 3：永久减肥

在阶段 3 中，碳水化合物、蛋白质、脂肪的比例类似于 20 世纪五六十年代、在低脂热潮袭来之前美国人的饮食——脂肪 40%，碳水化合物 40%，蛋白质 20%（见图 5-3，某些地中海饮食也有类似的营养元素比例）。"总觉得饿"的解决方案进行到这个时候，你可能比前两个阶段需要更多的食物，因为你所燃烧的热量不再来自体内储存的脂肪。

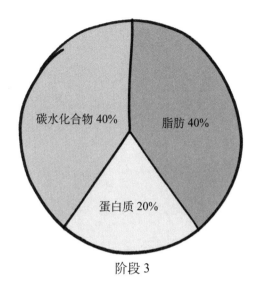

阶段 3

图 5-3 阶段 3 的饮食概况

　　阶段 3 的重点是试验，找到你的身体能承受的饮食灵活性。有些人在减肥和新陈代谢改善后可以接受每天几份的精制碳水化合物，同时不会激发食欲或者增加体重。而有些人即使是食用适量的精制碳水化合物也会有问题。这个阶段的目的是探索你身体的独特需求和打造个性化的计划并执行，而不是靠一纸专断的营养处方。每日跟踪表和每月进度图（第154 页上有更详细的介绍）在这个阶段变得尤为重要。

我的"总觉得饿"的故事

　　对我来说完成任何减肥计划最大的障碍就是很难控制饥

饿感和饮食冲动。大多数时候我都狼吞虎咽，但不知怎么的从来没有觉得吃饱过。

从这个计划的第一天起，我就发现这些食物好吃到让人惊讶。我都不知道怎么告诉你早餐后我的感觉有多棒。我想是那一餐的营养比例刚好让我的身体达到了巅峰。我彻底摆脱了对糖、软饮和面包的嗜好。这特别不同寻常。这种能控制自己食欲的感觉带来的心理影响是巨大的。我对那些东西不再感兴趣了。不过这也不是说我永远不会再吃一块生日蛋糕或其他精制碳水化合物，而是我不再强烈地渴望它们了。更像是"嗯，那看起来不错，我可以吃**一块**。"以前就是"我能吃多少块而不引起别人注意呢？"对这种改变我觉得很满意。

——霍莉·C., 37岁，北卡罗来纳州罗利市

体重减轻：2.2千克；腰围缩小：5厘米

分阶段制订饮食计划

"总觉得饿"的解决方案中的食物丰富、美味、让人满意，传统减肥方法禁止的许多食物都上了我们的食物清单。你会品尝到丰盛的美食，例如肉馅土豆馅饼（牧羊人馅饼）、茄子干酪、墨西哥玉米卷饼沙拉和水果蘸巧克力之类的甜品(是的，大多数晚上都有甜品)。如果你以前从来都不喜欢吃蔬菜，那么计划中的膳食可能会改变你的想法。你会吃到全脂沙拉酱拌的沙拉、大蒜和橄榄油炒的西葫芦和其他绿叶蔬菜，还有

加入各式蔬菜的美味炖菜。接下来让我们仔细看看下表中三个阶段分别要吃的食物以及需要限制或避免的食物。

表5-1 分阶段饮食计划表

	阶段1: 克服饮食冲动	阶段2: 重新训练脂肪细胞	阶段3: 永久减肥
谷物			
包括（但不限于）: 苋菜 大麦 荞麦 玉米 小米 燕麦 藜麦 大米 斯佩耳特小麦 苔麸 小麦 注: 参考第400页附录C的全谷物烹饪指南	不可食用	限量食用 每天最多3份（每顿不超过1份）100%"完整"的完整颗粒谷物 注: "完整"是指实粒，或者厚切粒——不是粉状或轧制谷物。（例如，燕麦碎粒是可以的，但是麦圈或燕麦片不行） 不能吃面包、意大利面或蒸粗麦粉（即使是全谷物制品也不行） 不能吃精加工谷物，例如精白米 1份大约是½杯煮熟的谷物	在耐受范围内食用 每天最多4份，以完整颗粒谷物为主。在总份数不变的情况下，每天可以吃最多2份的加工谷物 注: 如果吃加工谷物，注意选择全谷物制品（例如全麦面包） 适量的精制谷物制品（如白面包或精白米）也可以，取决于你自身的耐受程度 1份的分量是1片面包，或½杯煮熟的谷物或意大利面

	阶段 1： 克服饮食冲动	阶段 2： 重新训练脂肪细胞	阶段 3： 永久减肥
淀粉类蔬菜			
包括（但不限于）： 小青南瓜 甜菜 绿皮小南瓜 冬南瓜 日本南瓜 豌豆 土豆和红薯 笋瓜 番薯	不可食用	限量食用 除土豆以外，可以用任何淀粉类蔬菜替代膳食中的谷物 注： 1 份为 $\frac{1}{2}$ ~ 1 杯煮熟的蔬菜	在耐受范围内食用 可以用任何淀粉类蔬菜替代膳食中的谷物 注： 土豆等同于精制谷物，要少量食用
豆类			
包括（但不限于）： 黑豆 豇豆 日本毛豆（大豆） 鹰嘴豆 四季豆 小扁豆 利马豆 花生 斑豆 红豆	可以食用 注： 豆类是阶段 1 唯一可以食用的淀粉类食物 豆类中碳水化合物和蛋白质的含量均衡；不会使血糖急剧升高；且富含纤维 1 份分量为 $\frac{1}{2}$ ~ $\frac{3}{4}$ 杯	可以食用	可以食用

续表 2

	阶段 1：克服饮食冲动	阶段 2：重新训练脂肪细胞	阶段 3：永久减肥
豆类			
白豆（白腰豆、美国白豆等）	罐装或干豆也可以 避免有添加糖的产品，例如波士顿烤豆		
绿叶蔬菜和其他非淀粉类蔬菜			
包括（但不限于）： 芝麻菜 甜菜叶 甜椒（绿色、红色、黄色、橘色） 西兰花 西洋菜薹 抱子甘蓝 卷心菜 胡萝卜 甜菜 羽衣甘蓝 蒲公英嫩叶 茴香 辣椒 甘蓝 蘑菇 芥菜	可以食用 **注：** 非淀粉类蔬菜是所有午餐和晚餐的主要食物，甚至也会出现在早餐和点心中 在大多数淀粉质食品不可食用的情况下，蔬菜成了餐桌上的主角（并且能搭配可食用的美味的调料和酱汁）	可以食用	可以食用

续表 3

	阶段 1: 克服饮食冲动	阶段 2: 重新训练脂肪细胞	阶段 3: 永久减肥
绿叶蔬菜和其他非淀粉类蔬菜			
长叶莴苣和其他莴苣 菠菜 番茄 注: 参考第 395 页附录 C 的 "蔬菜烹饪指南"			
水果			
包括(但不限于): **非热带水果:** 苹果 杏 黑莓 蓝莓 无花果 葡萄柚 葡萄 橘子 桃子 梨 李子 覆盆子 草莓	限量食用 每天 2~3 个非热带水果 注: "水果"是指完整的水果,例如整个橘子、整个苹果或者一杯切好的水果 水果中"刚刚好"的甜度能帮助人戒掉超甜的垃圾食品	可以食用 注: 喜欢的水果可以随便吃,但是热带水果和水果干要少量食用 水果干每份分量为 1~2 茶匙 继续避免喝果汁(含糖量非常高)	可以食用 注: 按照个人喜好调整水果的摄入

	阶段 1： 克服饮食冲动	阶段 2： 重新训练脂肪细胞	阶段 3： 永久减肥
水果			
热带水果： 香蕉 哈密瓜 椰枣 芒果 * 木瓜 菠萝 西瓜	在阶段 1 避免食用： 热带水果 水果干（例如葡萄干） 果汁		
高蛋白食物			
包括（但不限于)： 牛肉 奶酪 鸡蛋和蛋白 鱼肉 羊肉 其他野味和肉类 家禽肉 蛋白粉 贝类 丹贝 豆腐 素冷盘 普通酸奶或希腊酸奶	可以食用 每餐吃 1 份 **注：** 1 份蛋白质为： 84 ~ 168 克 的肉类、家禽肉、鱼肉、其他海鲜、豆腐、丹贝或素冷盘 3 个鸡蛋 1 杯（84 克）乳酪粉 1 杯希腊酸奶（脱乳清酸奶）	可以食用 每餐吃 1 份	可以食用 每餐吃 1 份

* 芒果，同杧果。因"芒果"更常用，故本书采用此写法。——编者注

	阶段 1： 克服饮食冲动	阶段 2： 重新训练脂肪细胞	阶段 3： 永久减肥
高蛋白食物			
	或 5 茶匙蛋白粉（参考包装上的食用分量） 希腊酸奶的蛋白质含量是普通酸奶的两倍 豆类可以作为膳食中蛋白质的主要来源，特别是对于素食者来说		
脂肪和高脂肪食物			
包括 (但不限于)： 牛油果 牛油果油 黄油 椰子油 亚麻油 鲜奶油 蛋黄酱 (不含糖) 坚果和坚果油 橄榄油 花生和花生酱（不含添加糖） 红花籽油（高油酸） 种子和籽油	可以食用 每餐都吃 注： 如果你的膳食中高蛋白的来源也含有高脂肪（例如带皮的家禽肉、肥肉、奶酪、豆腐或丹贝），则需添加： 2～3 茶匙油、黄油或蛋黄酱 或 1～2 茶匙坚果 或 ¼ 颗牛油果		

续表6

	阶段1: 克服饮食冲动	阶段2: 重新训练脂肪细胞	阶段3: 永久减肥
脂肪和高脂肪食物			
香油 酸奶油	如果蛋白质来源不含高脂肪（去皮家禽肉、瘦肉、海鲜、素冷盘或蛋白粉），以上分量加倍	可以食用 每餐都吃，相比阶段1减少约25%	可以食用 每餐都吃，相比阶段1减少约25%
牛乳和非牛乳			
包括（但不限于）: 杏仁奶 椰奶 全脂开菲尔（牛奶酒） 全脂牛奶 豆奶 全脂酸奶	可以饮用 **注:** 常规的1份是1杯 天然酸奶和开菲尔含有活性益生菌——"好"细菌对健康起到关键作用。尽量选择这些代替原味牛奶 仅选择不加糖的产品（不含添加糖或人工甜味剂）	可以饮用	可以饮用
含高碳水化合物的甜品和零食			
包括（但不限于）: 烘焙食品（饼干、蛋糕、派等） 糖果	不可食用	不可食用	可以食用，根据个体耐受程度

	阶段1： 克服饮食冲动	阶段2： 重新训练脂肪细胞	阶段3： 永久减肥
薯片 炸薯条 果汁 冰激凌 其他甜食 雪葩 含糖饮料（软饮、冰茶、运动和功能饮料等）	**注：** 黑巧克力（可可含量最少达70%）的糖含量相对较低，在所有阶段都可以吃（每天最多28克）		**注：** 每天不超过2份精制碳水化合物（任何含精制谷物或浓缩糖的食物） 避免饮用高糖饮料（含有糖或人工甜味剂）
糖			
包括（但不限于）： 龙舌兰糖浆 大麦麦芽 红糖 甘蔗汁 蔗糖 玉米糖浆 枣糖 葡萄聚糖 葡萄糖 佛罗里达蔗糖 果糖 浓缩果汁 淀粉糖浆 高果糖玉米糖浆 蜂蜜 水解淀粉	不可食用 （可可含量超过70%的黑巧克力中含有的少量糖除外）	限量食用 每天最多3茶匙（12克）添加糖，最好是蜂蜜或枫糖浆	在耐受范围内食用 每天最多6茶匙（24克）添加糖，最好是蜂蜜或枫糖浆

续表 8

	阶段 1：克服饮食冲动	阶段 2：重新训练脂肪细胞	阶段 3：永久减肥
糖			
麦芽糖糊精 麦芽糖 枫糖浆 糖蜜 大米糖浆 黑糖 白砂糖 白糖 分离砂糖		注： 1 茶匙枫糖浆、蜂蜜或其他甜味剂含有约 4 克糖 每 30 毫升饮料中含糖量不要超过 1 克（例如，一杯咖啡或茶中最多添加 2 茶匙糖）	注： 继续限制饮料中的糖，每 30 毫升饮料含糖量不超过 1 克
含咖啡因饮料			
包括（但不限于）： 咖啡（滴滤、法压、意式浓缩） 茶（红茶、绿茶、乌龙茶）	限量饮用 每天限量 2～3 份 注： 咖啡因会引起胰岛素抵抗，但是咖啡和茶中含有一种叫作多酚的促进健康的植物物质 最好喝绿茶（或者为了避免头痛可以喝咖啡） 避免使用甜味剂 可自由添加奶油或全脂牛奶 无咖啡因的咖啡不限量	可以饮用 每天限量 2～3 份 注： 若需要，可以添加 1～2 茶匙（4～8 克）糖（计入每天最多 12 克的摄取量）	在耐受范围内饮用 注： 若需要，可以添加 1～2 茶匙糖。（计入每天最多 24 克的摄取量）

续表 9

	阶段 1: 克服饮食冲动	阶段 2: 重新训练脂肪细胞	阶段 3: 永久减肥
低糖饮料和人工甜味剂			
包括（但不限于）: 阿斯巴甜（怡口糖） 低糖饮料 低糖汽水 糖精（低脂糖）	禁食 注: 虽然人工甜味剂不含热量，但它们会阻碍味蕾感受像水果这类天然食物中的天然甜味。另外，有研究表明这些添加剂对新陈代谢有副作用	禁食 注: 可以偶尔、少量摄入甜叶菊	禁食 注: 可以少量摄入甜叶菊
减肥饮料和人工甜味剂			
甜叶菊（Truvia） 三氯蔗糖（蔗糖素）	甜叶菊是一种天然、不含糖的甜味剂。在阶段 1 应避免食用含甜菊的产品（例如 Truvia）		

148

续表 10

	阶段 1: 克服饮食冲动	阶段 2: 重新训练脂肪细胞	阶段 3: 永久减肥
酒			
包括（但不限于）： 啤酒 杜松子酒 朗姆酒 伏特加 威士忌 红酒	不能饮用（仅仅 2 周！）	限量引用 每天 1～2 杯（最好只在周末或特别需要的场合） 注： 一杯是： 150 毫升干红葡萄酒 或 360 毫升啤酒 或 450 毫升烈酒 如果这点量妨碍到你的进度，那就减少或完全避免酒精摄入	在耐受范围内饮用 每天 1～2 杯 注： 如果要喝酒，请记录下酒精对你的体重、睡眠习惯、精力和情绪的影响。以不影响你的整体健康为标准限制酒精摄入

我的"总觉得饿"的故事

这个计划的优点，就在于它知道每个人的身体状况都不一样！一开始我有点担心，因为我不想吃麸质、大豆和豆类（每天都吃的话身体会不舒服）。但是现在我觉得精神好多了！我觉得我吃了那么多东西**应该变胖了**，但是却没有！

——丽莎·K., 43 岁，明尼苏达州艾伯特维尔市

体重减轻：3.6 千克；腰围缩小：5 厘米

既然你已经对饮食计划指南有了一个大概的认识，那么你可以开始设想如何调整你的饮食。但是在开始囤货之前，我们还需要先做一些事情。接下来，让我们来收集你的个人健康基础信息。

倒数第 6 天：记录下你的健康实时状况并进行跟踪

今天，你要开始跟踪那些关键的个人健康数据了。这些信息会让你清晰地了解自己减肥前的身体状况，还能帮你在整个计划期间掌握进度。许多试点测试的参与者都认为持续收集这些数据对自己有激励和指导的意义。

收集计划开始前的身体数据

称体重。早上第一件事就是称体重，在你上完厕所后还

没吃喝前去称。衣服必须轻薄。虽然下周才开始饮食计划，但是这次测量的体重就是你的起始体重。在你的每月进度图上写下这个数字（参见第 154 页）。

接着，就暂时把你的体重计收到看不见的地方。我建议在整个计划执行期间每周只称一次体重。

由于水合状态以及其他因素，体重每天会自然地上下浮动。因此，每天体重的轻微变化几乎没有意义。更重要的是，正如我们上面所提及的，体重仅仅是对饮食真正效果的粗略衡量，特别是在初期阶段。"总觉得饿"的解决方案其中一个重要的方面就是让你更好地去了解藏在身体内部的体重调节信号。不幸的是，我们很多人忘记了这些信号，忽略了身体的需求——健康食品、充足的睡眠、释放压力和规律的体育锻炼。常见的饮食方法特别要求我们无视饥饿感（原始的生理信号），转而关注外部数据，例如食物的热量和体重的变化，事实上这只会让大脑和身体脱节的现象更严重。

相比之下，儿童天生与他们身体内部的信号步调一致。在一项研究中，给不同年龄层的儿童不同分量的奶酪通心粉，让他们随便想吃多少吃多少。年龄小的孩子无论给多少他们吃的量都一样，但是年龄较大的孩子给他们越多他们吃的就越多。[1] 可能是吃惯了现代生活中超大分量的超加工食物，我们最终失去了知道吃多少就足够的本能。

不吃精加工食物会自动帮我们治愈这种大脑和身体的脱节问题。但对有些人来说，可能需要花一点时间重新学习如何辨识饥饿和饱足的身体信号。暂时忽略体重计，而不是饥饿感，也会有所助益。要相信只要你给了身体所需要的，它就会给你所想要的。

我的"总觉得饿"的故事

我现在身心合一的状态是我以前从未有过的。我以前无视身体发出的信号，不知道怎么滋养自己。和身体脱节意味着我可以吃垃圾食品（大多是精制碳水化合物），喝很多酒，也不用运动，潜意识里用放纵来掩盖不安的感觉。现在我真的想知道怎样管理我的睡眠、焦虑程度、运动和食物才能对我的整体健康有帮助，我一直在思考这个问题。我开始相信我的身体会告诉我它需要什么才能保持健康。这与节制或遵守规则没有关系，这是一种伙伴关系……在定量吃某些食物的时候注意自己的感受是什么样的。注意自己什么时候吃饱了或者什么时候需要吃零食。我知道那种"失控"（渴望、易怒、疲惫）的感觉是我的身体在告诉我，我需要调整一下（睡眠、食物、冥想、运动），而那种压力无法用吃垃圾食物来"解决"。我现在知道平和的感觉是什么样的了，简直太美妙了！

——南希·F., 64 岁，明尼苏达州伊甸草原市

体重减轻：6.6 千克；腰围缩小：17.8 厘米

测量你的腰围。虽然通常人们会更关注体重，但是事实上腰围比体重更重要，因为腰围能够明确地告诉我们在上腹

部这个最危险的位置到底堆积了多少脂肪。假设有两个节食减肥的人，每个人的腰围都减了 10 厘米。一个人总共减了 9 千克而另一个人只减了 4.5 千克。其他条件相同的情况下，哪个人受益更多？虽然两个人减掉的脂肪差不多（根据腰围变化判断），但那个只减了 4.5 千克的人保留了更多肌肉，这在外表、健康和保持减肥效果的可能性上都是绝对的优势。腰围比体重本身更能预测心脏病、糖尿病和其他体重相关并发症的长期风险。

用布卷尺在腰部绕上一圈，具体位置对准肚脐，在臀部的正上方。测量精确到 1 厘米。每个月测量一次并在每月进度图上记录测量结果。

测量你的身高（可选）。身高能决定你的 BMI 值。（可登录 www.alwayshungrybook.com 使用 BMI 计算器）。你可能知道自己有多高。但是身体会发生变化，并且随着年龄的增加身高会萎缩。如果距离你上一次测量身高已经有一段时间了，那么你可以找朋友帮忙量身高，或者自己靠墙站好，用铅笔做标记，然后用码尺或卷尺量身高，记住精确到 1 厘米。

血液检查（可选）。可以考虑在阶段 1 开始前进行血液检查。医务人员可能会提供之前的实验室测试结果给你作为参考。这些检查能让你对自己的新陈代谢状况有个大致的印象，而这些指标之后的变化表明了你的身体内部对本计划做出的反应。

- 空腹血脂——包括 HDL 胆固醇、LDL 胆固醇、甘油三酯（心血管疾病风险因素）

- 空腹血糖、空腹血清胰岛素和血红蛋白（包括胰岛素抵抗在内的糖尿病危险因素）

- 高敏 C 反应蛋白（CRP，炎症的一种衡量指标）

测量你的血压（可选）。由于血压通常在看病的时候会测量，你的医生可能有这些信息记录。

每日跟踪表及每月进度图

每日跟踪表和每月进度图是计划的重要组成部分，能帮助你直观地看到重要的身体信号，监督进度，确定你该如何响应饮食和生活习惯的改变，并且便于你依照自己独特的生理需求对阶段 3 的饮食进行个性化调整。另外，这些表格的日常使用也能充分调动你的积极性。（复印附录 B 的跟踪表。）就像它们的名字暗示的那样，你每天需要一份每日跟踪表，每个月需要一份月进度表。今天就开始用这些表格吧，如果你用的是纸质版的，就把它们收集在你的计划专用文件夹或活页夹里。

每日跟踪表会针对一天内你在饥饿感、食欲、饱腹感、能量水平和整体健康等方面的综合体验提出问题，让你进行打分，分值从 0 分（最差）到 4 分（最好）。把这些分数记录下来，然后相加得出你的总分（0 ~ 20）。接着，记录你当天吃的精制碳水化合物的数量。一旦开始了这项计划，你自然会注意到自己的行为是否促进了有利于减压、体育运动和睡眠的生活方式，不过在准备阶段请跳过这个部分。最后，在每月进度图上标出你的总分，用和你当天吃的精制碳水化合物数量相一致的颜色进行标注（0 是绿色，1～2 是黄色，3或 3 以上是红色）。这样，你就能看出随着这个计划的进行，你的症状、体重和腰围是如何改变的，以及饮食的改变是如何影响你的结果的。

我的"总觉得饿"的故事

跟踪表让我对饥饿感和饱腹感更有意识。如果我觉得太饿了，我就会问自己："我做了什么不一样的吗？是什么让我感觉这么饿？"

——蕾妮·B., 49 岁，马萨诸塞州西罗克斯伯里市

体重减轻：5.6 千克；腰围缩小：14 厘米

倒数第 5 天：运动、睡眠和缓解压力的策略

饮食对脂肪细胞具有决定性的作用，但是其他行为的作用也不容小觑。过少的睡眠或体育运动，或者过多的压力都可以导致胰岛素水平升高，激发慢性炎症，使脂肪细胞处于过度储存热量的状态，抵消优质饮食所带来的好处。现代社会快节奏的生活方式，让我们许多人都很难获得足够的睡眠

和体育运动，也很难释放压力。因此，本计划的三个阶段对这三个关键的"生命支持"因素都非常关注。任何一个因素的小小改变都会产生重要的协同效应：压力减轻了能改善睡眠质量；休息充分了才有精力去运动；而这些方面的改善都能促使你提高正确饮食的积极性。关于饮食，我们的策略是着重享受而不是剥夺。

快乐的运动和"passeggiata"（散步）。如果减肥简单地只是热量摄入和热量消耗问题，那么你在跑步机上精疲力竭地跑了 20 分钟，然而一把葡萄干（只有 ½ 杯）就能抵消你所有的辛苦付出。幸好，除了燃烧适当的热量，体育运动还也能改善胰岛素抵抗，为减肥打好基础。你不需要为了这些效果锻炼好几个小时。一项针对有糖尿病患病风险的老年人的研究调查发现，三餐后步行 15 分钟能改善他们在接下来的 24 小时内调节血糖的能力。这三次短距离步行的效果至少相当于一天里一次 45 分钟长距离步行的效果。[2] 每天步行几次的习惯也能让你起身离开办公桌或者沙发，还可能有缓解压力的效果。

意大利把这种类型的步行叫作"passeggiata"。你不会看到有人在散步的时候穿紧身弹力运动服或戴计步器，这种步行纯粹是为了身心愉悦，到户外走一走，看望一下邻居，在漫长的一天之后和家人交流谈心，欣赏落日的余晖。散步让你在夜幕降临前获得阳光和锻炼，还能帮你调整你的生物钟。散步是快乐的运动时刻，有助于健康的消化和胰岛素作用，同时减缓压力，助你睡得更好。

无论你多么健康，散步都是一种能带给你愉悦、轻松、舒缓压力的活动，而不是一种艰苦难熬的苦差事。从阶段 1 开始在晚饭后增加一个短距离步行的项目。如果你已经有了健身的习惯，那就太棒了，因为你的脂肪细胞已经有了一个有利的开端。但是在阶段 1 不要做过头，因为你的身体正在适应一种新的饮食方式。增加散步，不过得暂时把你目前的运动量减少⅓。

在阶段 2，你要继续散步，然后增加（或者继续保持）30 分钟愉快的中度至剧烈的体育运动，运动时间为每周 3 ~ 4 天，具体情况根据你的健康水平以及医务人员的建议而定。有些人因为常年的不良饮食和久坐的生活方式导致肌肉量较低，这种状态叫作肌肉减少症。对这些人来说，体育运动尤为重要，主要不是为了燃烧热量，而是增加肌肉量和改善胰岛素敏感性。在阶段 3，你要增加（或者过渡到）纯粹为了享受而做的运动，并且能长期持续下去。

无论你的健康水平如何，低血糖指数的食物组合能通过更好地释放储存脂肪——身体最有效的能量来源——给体育运动提供燃料。[3]

保证你的睡眠。在美国有超过 30% 的成年人每晚睡眠不足 6 小时，[4] 而大多数身体机能所需的理想睡眠时间至少是 7 ~ 8 小时。我们迫切地想在每天的日程里安排更多的任务，所以直到睡觉前的最后一刻还开着灯、电视、电脑和手机，然后又纳闷为什么入睡或者保持睡眠状态那么困难。我们为那些失去的睡眠时间所付出的代价，就是健康。明亮的灯光抑制了褪黑素的释放（褪黑素能帮助我们入睡），由此导致的睡眠不足会导致应激激素的正常释放失调（应激激素帮助我们保持清醒）。[5]一夜失眠之后，我们可能会变得暴躁，对同事或亲人发火，造成更大的压力。由于睡眠不足，我们大脑的奖赏机制在看到垃圾食品时的反应会不同。相比健康睡眠，在这种情况下，我们容易摄入更多热量，而这些热量主要来源于高血糖指数的食物。[6]（我们也倾向于在最不利于脂肪细胞的晚上吃这些东西。）

脂肪细胞是睡眠不足最大的受害者之一。芝加哥大学的一项研究发现，4 天睡眠不足（每天只睡 4.5 小时）会大幅降低脂肪细胞的胰岛素敏感度。[7]另一项研究表明，仅仅一晚的睡眠时间不足就会产生胰岛素敏感度和新陈代谢方面的不良变化。[8]长此以往，睡眠不足会增加肥胖、II 型糖尿病和心脏疾病的风险。[9]

今天你要进行卧室清扫，通过 6 个简单的步骤，为改善睡眠创造最佳的条件。戒掉不良的睡眠习惯可能需要一些时间，但是其结果可以改变人生。确保你的卧室只能用来做三件事：休息、阅读和情事。

1. **调低恒温器** 凉爽的房间能促进深度睡眠，而且初步研究表明凉爽的卧室还能通过刺激燃烧脂肪的棕色脂肪组织从而促进新陈代谢。

2. **关掉电视** 深夜看电视，特别是看恐怖的或是暴力内容的电视剧或新闻，会对神经系统造成严重损伤，并刺激应激激激素的释放，而这个时段正是你需要平静下来准备休息的时候。在"总觉得饿"的解决方案中,你会关注提升食物的品质，但同时也会思考大脑在消化什么：这是优质的吗？对我有营养吗？晚上 8 点以后就不是看新闻的恰当时机了，这些新闻第二天你肯定也能知道。

3. **关掉手机和电脑** 在笔记本电脑或手机上查看工作或者浏览 Facebook 和看电视没有区别，事实上可能更糟。我们在床上看电脑或者手机时常常会把它们放在距离脸很近的位置，这样干扰睡眠的蓝光对我们的照射就增强了。在睡觉前的 2 ~ 3 个小时，你可以打开一款类似 f.lux 的应用程序，它会自动调暗和过滤蓝光，减少对睡眠的影响。不过全面禁止睡前使用电脑和手机的效果会更好——卧室里不需要屏幕！那些工作邮件或私人邮件，第二天早上再看也不迟。

4. **保持灯光昏暗** 同样的原因，关掉顶灯，打开装着低瓦数白炽灯泡的床头灯。如果街灯或者早晨的阳光太刺眼的话，可以考虑安装遮光窗帘或者窗帘内衬(就像酒店里用的那种)。方便一点的话也可以选择戴眼罩。

5. **阻挡噪音** 把房间里所有制造噪音的东西统统搬走，制造一个安宁平静的环境。如果操作起来难度太大，比如，如果你的卧室面对的是嘈杂的街道，又或者你的左邻右舍非常吵闹，你可以试着打开白噪声睡眠机或应用程序，或者开启风扇选择低速挡位，或者干脆用耳塞。

6. **制定睡前习惯** 我们人类是习惯的动物，睡前的习惯对睡眠质量的影响非常大。定下一个固定入睡时间可以让你有最少 7 ~ 8 小时的休息时间（有需要的人可以延长），调整你的晚间活动来迁就就寝时间。你可以选择几个舒缓的活动，然后每天晚上按同样的顺序来完成。晚餐后和你的家人、朋友或者宠物狗一起散步，而不是喝咖啡。尽早把家里大部分的灯都关掉，给大脑发出晚上"停工"的信号。做一些伸展运动。冲个热水澡或者（我个人最喜欢的）泡个温泉浴（在浴缸里溶解 2 杯浴盐，加几滴薰衣草精油，泡上 10 ~ 15 分钟）。做 5 分钟减压的放松运动。听听让人放松的大自然音乐——海浪翻滚的声音、溪水流动的声音、风吹过树叶的声音。和你的爱人依偎在一起。只要对睡眠管用什么事都可以做，只要试着每天晚上都做同样的事情就可以了。这样能帮助你的大脑和身体放慢节奏，进入困倦欲睡的状态，当你最终关掉床头灯的时候就能更好地入睡了。

我们都可能退回到旧习惯中，不是每个晚上都那么完美。只要尽力就好，记住好的睡眠有很多好处。许多好莱坞明星把睡眠视为美容的第一利器是有原因的。不要毁掉你的夜间青春之源！睡眠是神圣的，而卧室就是你的圣殿。保护好它。

我的"总觉得饿"的故事

我更容易入睡了，晚上也不会常常醒过来。以前午餐后，我通常会觉得累得不行，总是会趴在桌上小睡一会儿。自从开始这个饮食计划后我就再也没有这样了。

——唐娜·A., 51岁, 华盛顿州细拉镇

体重减轻：10千克；腰围缩小：12.7厘米

形成缓解压力的习惯。少许积极的压力尚能激励人，比如在一项具有挑战性的运动中提高技能，或者充分准备后作一场大型报告。但是长时间压力过大，会扰乱身体内精准的激素平衡，把脂肪细胞设定为增重模式。皮质醇是首要的应激激素，它会损害骨骼和肌肉，造成腹部脂肪堆积。我们可以通过每天几分钟有意识的减压活动帮助中和这些危害因素。

从今天开始，我希望你能采取一种适合自己的日常放松练习，比如渐进式肌肉放松、瑜伽、太极拳、深呼吸练习、冥想、祷告、写日记或其他方式都可以。近期的一项研究发现，一段时间的引导放松能减少与胰岛素抵抗和炎症相关的基因表达，甚至对以前从来没有做过放松练习的人也有效（虽然经常做放松练习的人效果最好）。[11] 其他研究发现，这些减压练习可能可以降低血压，减轻疼痛，缓解失眠，焦虑和抑郁，其效果和抗抑郁药相同。

要体验这些好处，我们先从每天5分钟的练习开始。如

果你已经有了对自己起作用的解压方法，请继续使用。无论哪种方式，我建议在阶段 1 时每个人晚上临睡前都进行 5 分钟的解压练习。在阶段 2，你要在这天早些时候增加一次练习，时间就在你最方便（也是最需要）的时候。当你把练习稳定下来之后，可以把这两次练习的时间延长，最终要达到在阶段 3 每天练习 30 分钟的目标。但请注意：最重要的是每天都要练习，而不是练习时间的长短。每天练习 5 分钟比每周一次每次练习 35 分钟要更好。

有了这些日常小练习，我们能让身体切换到减肥的模式，同时也能享受生活的乐趣。

我的"总觉得饿"的故事

我觉得我的脑子变得清醒了，迷雾散去了。感觉就好像身体内部得到了放松一样。我不知道会发生这样的改变，这太棒了！我还在做心理治疗，不过因为我的情况不危急，所以大约每个月才会和治疗师见一次面。她不知道我参加了这个试点测试，在进行了 3 个星期后我第一次见她的时候，她看着我，然后问："你怎么了？你看起来好平静。"

——安·R., 61 岁，艾奥瓦州温莎海茨

体重减轻：2.7 千克；腰围缩小：无数据

倒数第4天：你的"目标"和"如果-就"方案

你的"目标"

正如你可能慢慢意识到的那样，"总觉得饿"的解决方案拒绝以节食模式控制体重，其宗旨是让身体内部发生改变，让你的饥饿感减退、精力更旺盛，感觉自己更健康、更幸福。减弱了对碳水化合物的渴望，你就更容易拒绝不健康的诱惑了。另外，我们饮食计划表上的食物是很美味可口的。

但即使有实实在在的好处，改变也仍然具有挑战性。要改进长期的生活方式，改掉对我们不利的旧习惯还尚需时日。当你为改变找到了一个清晰有力的理由——你的"目标"——你也就设定了在诱惑来临时或者感觉自己误入歧途时用来寻求支持的试金石。

你的目标必须以你生活中最重要的问题为中心，例如人生目标，和亲人的关系，对未来的最高期望等。也许你的目标是围绕着冒险，比如为了能和你的爱人、孩子、孙儿一起去背包旅行而锻炼好身体；也许你的目标有点紧急，例如，被诊断出患有糖尿病前期后，你不想让它发展成糖尿病。

人们往往重即时奖励（熔岩巧克力蛋糕），而轻长期目标（减肥）。紧张忙碌的生活，让我们更难做出明智的选择。如果你能在受到诱惑时想到你的目标，就更容易坚持下去。这里有一些能帮到你的方法。

我的"总觉得饿"的故事

一开始要确定目标对我来说特别难。过去我总是很轻易地让"目标"让步于我对食物的痴迷。我还在与旧习惯做斗争,我发现我还是很容易在快餐和甜点(特别是曲奇和冰激凌)前缴械投降,但是这些食物对我的影响正在一天天减小。我还有很长的路要走,但是我正在向着正确的方向前进,这让我很振奋。

——丹·B., 45 岁,犹他州李海市

体重减轻:6.8 千克;腰围缩小:2.5 厘米

写下你的目标。把你的目标写成和你自己订的一份合同:"到明年 5 月之前我要一口气跑 10 千米",或者"我要在下次就诊前降低我的心脏病风险因素"。然后想象一下你达成目标时的那一幕,"我看到自己冲过终点线时脸上挂着灿烂的笑容",或者"我看到我医生脸上那惊喜的表情",然后签订你的合同!在文件上签上名字的这一举动会增加你的投入感,让你更有可能坚持到底。

确定一个目标的小提示符。就像传统的手指上绑根线作为提醒的道理一样,视觉提示有助于提醒你完成当下的目标。你可以指定一个手镯或手表,或者制作一个简单的代表目标的臂环或胸针。如果你不喜欢身上戴饰品,可以选一张最能代表目标的照片或图画,装上框后放在一个显眼的位置,例如书桌、洗手池或床头柜上。当你的小提示吸引到你的注意力的时候，花几秒钟想一想你的目标，并铭记于心。

发挥想象。在进行减压的 5 分钟时间里，尝试展开你的想象。充分沉浸在完成目标后的感官体验中——完成目标听起来怎么样？闻起来如何？感觉起来又怎样？你在哪儿？谁和你在一起？那一刻你在想什么？这种方式的内心演练和演员、音乐家、运动员准备演出和比赛时的心态是类似的，能让你的目标更加直接和真实。

"如果—就"方案

当人们尝试对生活方式做出积极的改变时，最常见的绊脚石就是意想不到的压力和挑战："如果某某事没有发生的话我会做得很好。"毫无疑问，若没有障碍，改变会容易得多。但很可惜，生活很少如此。你在进行这个计划的时候很可能会遇到一些阻碍，因此你要问自己的是："到那时我该怎么办？"

行为心理学家发现，"如果—就"方案（也叫"预见障碍与解决问题"）是形成牢固持久习惯的最好方式之一，因为它能帮助你对可能遇到的挑战产生自动反应。当遇到那些挑战的时候，你就不会感到惊讶："我现在该做什么？"，然后直接按照旧习惯去做了。因为你已经有了解决方案和计划，所以你更有可能把这项计划进行到底。

关键在于要对每一个可能遇到的棘手情况制订一个"如

果—就"方案，然后**不断地练习**直到把它变成条件反射。有的练习可以是心理层面的——想象你自己伸手去拿蔬菜和（富含脂肪的）蘸酱而不是薯条的画面，能帮助你为真实的这一幕来临做好准备。

如果你有写日记习惯的话，可以列一张表，把你想要养成的所有新习惯都写在上面。针对每一个新习惯，回答以下三个问题。下面举例说明，例子的主角是一个过去常常下馆子吃晚饭而现在喜欢在家煮晚饭的人。

1. 你想建立什么新习惯?

我想每周至少 5 天在家做晚餐。

2. 什么时候、在哪里、如何做到?

周一至周五，晚上 6 点。

在我的厨房。

提前确定我要做什么菜。

3. 什么可能会阻碍你完成这个计划（可以是一个障碍物）以及你如何能克服阻碍?

快下班的时候我可能会很忙，我就会想："现在煮饭太晚了。"然后我就会在回家的路上点个外卖带回家。

解决方案：我可以在超市买切好的蔬菜，买一些比我原先计划的更容易烹饪的新鲜食材。

然后制订做晚餐的"如果—就"方案：

周一至周五到了晚上 6 点，我就开始做晚餐。如果下班晚了，我就在超市买一些切好的蔬菜，这样晚餐就能更快更容易做好了。或者我可以在冰箱里备一些切好的蔬菜，有需要的时候就可以随时用了。

现在，认真思考一下这个解决方案，它可行吗？切合实际吗？你会这么做吗？如果答案是肯定的，那么你已经有了应对这个障碍的"如果—就"的方案了。如果答案是否定的，那就再花点时间想出一个和点外卖一样容易，又能帮助你完成减肥目标的解决方案。

当你有了一系列"如果—就"的方案后，就可以把它写在7厘米×12厘米大小的卡片上随身携带，每天拿出来看一遍。这种心理练习有助于保证在情况真正发生的时候，你会迅速做出预设的反应。

距离阶段1的起点已经越来越近了。* 现在我们要去往至关重要的一个房间——厨房。

我的"总觉得饿"的故事

我的"如果—就"方案起到了极大的作用！对于可能发生开一天会并提供午餐的情况我提前做好了计划。同样，随身带一些健康的零食，这在我远离常规饮食方式的时候很有

---

* 如果要将第一次大采购在之后的星期里拆分为两次，可以考虑在倒数第4天或倒数第3天先买一些不易变质的食物，特别是如果你有一个大家庭的话。

帮助。我有两个孩子，总是没时间煮饭，因此那些半成品食物对我们来说太有用了。我希望能在家里树立一个健康的饮食模式。

——埃里克·D., 44 岁，马里兰州卡顿斯维尔市

体重减轻：9.5 千克；腰围缩小：9 厘米

倒数第 3 天：收集你的烹饪工具，彻底清理你的厨房

周末做一些提前准备，那么好几个工作日的晚餐就能在 20 分钟之内轻松完成了。在整个计划中，我会一步一步地说明每一道菜的烹饪方法，并教你调整食谱的技巧。你能在一开始就学会准备这些食物。

如果你经常煮饭或者厨房设备齐全，可以跳过这个部分。但如果你不是经常煮饭，请花一点时间阅读这个部分。"总觉得饿"的解决方案要回过头来真正与你的食物联系起来了。烹饪是一种重新认识食物、控制饮食品质的有效方法，同时又能省下外出吃饭或买外卖的支出。

有了如表 5-2 所列的基本工具，你就能烹调出饮食计划中的所有菜肴了。把你已经有的工具标注出来，然后在阶段 1 开始前把没有的工具备齐。这些工具是最好的投资，在未来几年里都会有回报。

表 5-2 厨房必需品

厨具 / 餐具
2 个大砧板（35 厘米 x20 厘米或更大；一个用来切鱼类、禽类和肉类，另一个用来切水果和蔬菜）
1 把锋利的削皮刀和 1 把锋利的大刀（用来切蔬菜和肉类；锋利的刀具省时又省力）
1 个搅拌器（如果你已经有浸入式搅拌器就没必要买）
1 个大沙拉碗
2 ~ 3 个中碗（直径大约 20 厘米）
12 个 473 毫升（两杯大小）广口螺旋盖玻璃罐，如圆球玻璃罐（用来制作酱料、储存酱料和烤坚果，浸入式搅拌器刚好适用于这种玻璃罐。）
3 个或更多带盖子的玻璃或透明塑料容器（用来储存切好的蔬菜、水果或剩菜）

厨具 / 餐具
1 组度量用杯，用来测量干的食材
1 组度量用匙
1 ~ 2 个透明玻璃或塑料量杯（2 杯、4 杯、8 杯大小），用来测量液体食材
1 个开罐器
1 个压蒜器（可选）
1 个笊篱（舀热水烫过的蔬菜）
1 个沙拉脱水器（可选，但非常实用，能防止沙拉酱水分过多！）

机器
1 个搅拌机（可选，浸入式搅拌器可替代）
1 个浸入式搅拌器（带搅拌头和可选的食物处理配件）
1 个食物料理机或浸入式搅拌器的食物料理配件（可选，切大量蔬菜会很容易）

续表

炊具
1 个大的长柄平底带盖的煎锅（30 厘米不锈钢）
1 个厚底煮锅（可选；30 厘米铸铁锅带玻璃或不锈钢盖；或者涂铸铁层带盖的煮锅，例如 Le Creuset 牌的产品）
1 个带盖的大锅（8 升 ~ 9 升，最好是荷兰炖锅）
1 个小号至中号的带盖锅
1 个蒸笼（能装进煮锅或大锅中）
1 个烤盘（22 厘米 ×30 厘米，金属或玻璃质地）或者 6 个小烤盘（直径 10 厘米 ~ 12 厘米）
1 个烤盘（20 厘米正方形，金属或玻璃质地）
1 个长条形烤盘（10 厘米 ×20 厘米）或 6 个小烤盘（直径大约 7.6 厘米）
1 个大烤饼盘（大约 25 厘米 ×35 厘米，没有边缘或者边缘很短）

我的"总觉得饿"的故事

有了一组 1 杯量和 2 杯量的带盖玻璃容器，就能轻松吃到已经准备好并且装在容器里的定量健康食品。另外，我注意到孩子们在能看到冰箱里装的是什么东西时会更愿意去吃，显然，要打开一个不透明的或者半透明的盒子要花费更大的力气！

——莫妮卡·M., 45 岁，弗吉尼亚州大瀑布城

体重减轻：5 千克；腰围缩小：5 厘米

厨房清理

清除厨房里的不健康食物，购买营养食材重新填充，没有什么比这更称得上"重新开始"了。清理你的厨房，这样你就能腾出地方让位给下周开始即将到来的又美味又营养的食物了。下面的清单（表5-3）告诉你哪些食物要丢弃，哪些食物要保留。（对于阶段1和阶段2饮食计划中的特殊食物，请参考www.alwayshungrybook.com网站的购物清单。）

如果扔掉厨房里的任何东西都会让你感到内疚的话，只要记住：和健康的价值相比，扔掉这些不健康食物付出的代价根本不值得一提。明天你就要外出进行第一次采购了。

我的"总觉得饿"的故事

我的眼科医生用一种工具测量血液中的类胡萝卜素，因为类胡萝卜素是预防眼部疾病的关键物质。上一次我的测试分数在平均线以上，但是现在我的分数达到了最高水平。所有那些色香味俱全的膳食正在起作用！我的眼科医生说眼睛和大脑的构成是一样的，所以不仅我的眼睛变好了，我的大脑也在受益。

——路易莎·G., 51岁，威斯康星州梅诺莫尼市

体重减轻：2.7千克；腰围缩小：6.4厘米

表 5-3 厨房清理

	丢弃	留给阶段 2	保留（或进货，详见采购清单）
冷冻箱	**水果 / 蔬菜** ·含添加糖的冷冻水果 ·调味含糖的冷冻蔬菜（如糖汁胡萝卜） ·橙汁、柠檬汁或其他浓缩果汁 **烘焙食品** ·面包、面包卷、馅饼皮或其他类似食品 **主菜 / 主食** ·冷冻主菜或含谷物的主食（如米饭或意大利面），或添加糖 ·冷冻披萨 **甜点** ·冰激凌、冰沙和其他冷冻甜点 ·蛋糕、曲奇、曲奇面团或其他甜品	**水果 / 蔬菜** ·冷冻热带水果，如芒果、木瓜或菠萝 ·冷冻玉米或含玉米的混合蔬菜 ·冷冻豌豆或其他淀粉类蔬菜	**水果 / 蔬菜** ·冷冻蔬菜，如西兰花、菠菜、胡萝卜 ·冷冻利马豆（洋扁豆）、日本毛豆或其他豆类 ·不加糖的非热带冷冻水果（如蓝莓、黑莓、梨、草莓和树莓） **海鲜 / 肉类 / 禽类 / 植物蛋白** ·冷冻虾、鱼或其他海鲜（没有含糖酱汁） ·牛肉、羊肉、禽类或其他肉类 ·用大豆、其他豆类或蔬菜做的素汉堡，但不含精加工谷物制品、土豆或添加糖
冷藏	**烘焙食品** ·面包、墨西哥玉米薄饼、罐装软饼面团 **饮料** ·任何果汁	**甜味剂** 枫糖浆（仅限 100% 纯度）	**饮料** ·矿泉水 ·气泡水（有味道的尚可，只要不含糖或人工甜味剂） ·不含糖的冰茶

续表 1

	丢弃	留给阶段 2	保留（或进货，详见采购清单）
冷藏	·任何含糖饮料（含糖或人工甜味剂），如普通或"无糖"软饮料、含糖冰茶、水果混合饮料、维生素水和运动饮料 **乳制品** ·无脂和低脂牛奶（原味、巧克力味或其他口味） ·无脂或低脂的原味或风味酸奶 **水果** ·含糖果酱和果冻（保留 100% 水果制品给阶段 2） ·热带水果（香蕉、芒果、木瓜、菠萝、甜瓜） **肉类** ·原料含精加工谷物、土豆或糖的热狗和香肠（无论荤素） **酱料 / 调味品** ·甜酸泡菜、开胃小菜 ·含糖的酱料和涂抹酱（如各种番茄酱和蛋黄酱）		**牛奶 / 豆奶** ·全脂牛奶 ·全脂原味不含糖的酸奶（希腊酸奶或普通酸奶） ·不加糖的豆奶、杏仁奶或椰奶（米浆除外） ·任何种类的奶酪（低脂的除外） ·黄油 ·酸奶油、奶油干酪（低脂的除外） ·鲜奶油 **鸡蛋类** ·鸡蛋 ·纸盒装液体蛋白（可选） **水果 / 蔬菜** ·所有非热带水果（如苹果、浆果、橙子、柠檬、梨） ·土豆除外的所有蔬菜 **肉类 / 植物蛋白** ·熟食冷盘或素食冷盘 ·豆腐、丹贝或其他植物蛋白

续表 2

	丢弃	留给阶段 2	保留（或进货，详见采购清单）
冷藏	·巧克力酱和奶油沙司 ·苹果酱（含糖） ·布丁、果冻或其他甜食		**酱料 / 调味品** ·不含糖的酱料和涂抹酱，如酱油和芥黄酱 ·鹰嘴豆泥 ·橄榄、酸豆 ·香料（罗勒、牛至等） ·醋（蒸馏白醋、苹果醋、白葡萄酒醋或红葡萄酒醋、未调味的米醋）
橱柜 / 料理台	**饮料 / 冲剂饮料** ·同"冷藏"列表下的普通或无糖饮料，Kool–Aid 果汁冲剂，可可粉（含添加糖或人工甜味剂） **罐装食品** ·罐装焗豆或其他含糖罐装豆类 ·糖水水果罐头 ·意大利面酱或含糖的原味番茄酱 **谷类食品** ·含面粉的冷食或热食谷物（精制的或全谷物的） ·燕麦片和什锦麦片（或者留给阶段 3）	**罐装食品** ·罐装玉米（不含糖） **谷类** ·热食谷物，如燕麦碎粒、混合完整颗粒谷物 **水果 / 蔬菜** ·水果干 ·红薯 **甜味剂** ·蜂蜜 ·枫糖浆（100%）	**饮料** ·茶（红茶、绿茶、花草茶）或咖啡 ·不含糖的可可 ·同"冷藏"饮料 **罐装食品** ·罐装豆类（如不含糖的黑豆、四季豆或其他原味豆类） ·罐装三文鱼、吞拿鱼、烟熏牡蛎或其他海鲜 ·意大利面酱料（番茄酱为主，不含糖和其他甜味剂） ·莎莎酱（不含糖和其他甜味剂） **坚果和种子** ·所有坚果（杏仁、花生、核桃等）

续表 3

	丢弃	留给阶段 2	保留（或进货，详见采购清单）
橱柜／料理台	**蔬菜** ·土豆 谷物、面粉、预拌粉 ·精白米（或者留给阶段 3） ·意大利面或蒸粗麦粉，白全谷物（或者留给阶段 3） ·即食土豆泥 ·玉米粉、玉米糠、爆米花粒（或者留给阶段 3） **面包／饼干** ·面包和"冷冻"表下所列的烘焙食品 ·饼干、年糕、面包屑或油炸面包块 ·皮塔饼片、玉米片、土豆片或其他油炸薯片 ·燕麦棒、爆米花、椒盐脆饼和精加工水果零食 **甜食** ·糖果（可可含量占 70% 以上的黑巧克力除外） ·果冻或布丁粉 ·曲奇或其他甜味烘焙 **食品** ·布朗尼、蛋糕、曲奇、麦芬或其他蛋糕预拌粉		·所有瓜子（奇亚籽、亚麻籽、南瓜子、芝麻、葵花子等） ·坚果黄油和种子黄油，如杏仁黄油或花生黄油（不含糖） **油** ·牛油果油 ·橄榄油 ·红花油（高油酸） ·香油（原味或烘焙） **甜食** ·黑巧克力（可可含量超过 70%）

倒数第 2 天：去购物

现在有趣的事情要开始了：在冰箱和橱柜里填满阶段 1 所需的美味健康食品。今天你要置办主要食材、制作一周所需酱料的原材料，以及坚果（明天准备），还要购买三天的食物（周一至周三）。

登录 www.alwayshungrybook.com 打印一份准备阶段的易储存食品购物清单和阶段 1 头三天的购物清单。如果你在倒数第 4 天已经完成了易储存食物的采购，那么你只需要打印第二份购物清单就可以了。（如果你已经很长时间没有下厨，觉得有点力不从心的话，可以看看第 203 页上的捷径和 www.alwayshungrybook.com 上的简单饮食计划。简单饮食计划非常适合一个人做饭，但也可以增加分量供一家人食用。）把购物清单带进厨房，划掉那些已经有的食材。

浏览第 206 页上的"阶段 1 饮食计划及准备工作表"，看看有没有因为过敏或敏感你绝对不会吃的东西，把那些食材从购物清单中划掉。不过我还是鼓励你可以大胆尝试一下。有些膳食可能一开始尝起来和你习惯的口味不一样，但只需要尝试两周，说不定会有惊喜。坚持遵守饮食计划不仅让你品尝到一些令人兴奋的新味道，还能确保最好的结果。（做好准备：如果你还没有购买易储存的食材，那么你就准备好大采购吧，把接下来几周需要用到的东西统统买回家。）

接下来，去购物吧！享受储存食物和为这个计划做好周全准备的过程。购买特殊产品可以参考www.alwayshungrybook.com 资源页面的建议。

倒数第 1 天：为阶段 1 第一周进行食物准备

在开始阶段 1 前，准备阶段的最后一天是你开始烹饪的第一天。今天，你将要花几个小时为接下来的一周准备酱料和烘焙坚果——本计划中两样必不可少的(美味的)基本食材。在周末准备好下周的食物，那么工作日的晚上你就能在 30 分钟内准备好一顿美味的晚餐，在 15 分钟内准备好早餐或午餐，在几分钟内准备好零食。熟悉一下阶段 1 的饮食计划（第 206 页）和食谱（第九章），看看还有没有哪些东西你能提前为下一周做好准备的。

阶段 1 第一周食物准备工作表

预先做好酱料、调味汁和涂抹酱可以让准备工作变得又快又简单。比如，烤鱼排的时候可以配上奶油莳萝酱（第 341 页），拌沙拉的时候可以配上黄芥末油醋酱（第 334 页）。这些酱料可以在冰箱里储存 1 ~ 2 周而不会变质。奶油青柠香菜酱（第 342 页）除外，最好在 3 ~ 5 天内用完。

我的"总觉得饿"的故事

我发现好几种酱料使用的原材料很相似，因此我进行了流水线操作。我在橱柜上贴上食谱，在每个食谱下面放了一个大小适中的圆形玻璃罐。先从每个食谱都用到的食材开始准备，例如醋，在每个罐子里倒入正确用量的醋。然后准备下一个共用的食材，盐或柠檬或其他。最后才放入不同的食材。当每个罐子里的食材都备齐之后，我就用搅拌器搅拌每一种酱料（每次搅拌后清洗搅拌器）。这样效率很高！

——帕特·M., 66 岁，明尼苏达州枫林镇

体重减轻：1.8 千克；腰围缩小：1.3 厘米

坚果和瓜子也是"总觉得饿"的解决方案的基本组成部分。烘焙坚果和瓜子能增加浓郁的香味和少许焦糖味。幸好坚果和瓜子的烘焙过程真的非常简单，只需要花几分钟就可以了，具体的操作说明可以参考附录 C。烘焙好的坚果和瓜子可以保存在密封罐或其他密封容器内。把放在书桌上或者办公室里的糖果罐拿走，换上坚果罐吧！在家里所有放零食的地方也放上坚果罐，还可以在你的包包里或者车上放上一罐，饿了就抓一把来吃。

我的"总觉得饿"的故事

这个计划给我带来的是双重惊喜。第一，这么多年了我都只能是"噢，我不能吃这些坚果，都是脂肪！"而现在我终于可以吃了。第二，当我想吃点小零食的时候，一把坚果就刚刚好。

在整个计划中，每周或每两周选择一个适合的日子进行食物准备，根据每周准备工作表操作。接下来的三周，只要按照对应的阶段 1（整 2 周）和阶段 2（整 1 周）的饮食计划写好的工作表执行就可以了。在那之后，你就可以根据你自己设计的饮食计划填写空白工作表了（登录 www.alwayshungrybook.com 查看）。阶段 1 第一周的每周准备工作表在第 180 页。这周会有一些额外的工作，但是请放心，食物准备工作在以后几周会变得容易许多，因为酱料和烘焙坚果都已经在前几周准备好了。

我的"总觉得饿"的故事

我以前觉得改变饮食习惯很麻烦，每天得花好几个小时。现在我知道想在工作日自己做饭，就得在周日下午提前做好准备。你可以做一道分量很多的菜，然后把它分成几份，供工作日享用。我觉得一开始我的女朋友不太喜欢这样。但是后来她发现这样做真的省下了不少钱，她就很乐意了。

每周准备工作表

（阶段1第一周）

阶段1第一周饮食计划准备日

因为这是你第一次做饮食计划准备，所以这一周的工作会比较多。食物准备在以后几周会变得容易许多，因为酱料和烘焙坚果都有现成的。

注意：这张工作表是为两人份的菜单设计的。除非另有说明，否则每道菜按食谱所示只烹制一份，或者可以根据你的需要按比例增加或减少。

酱料

- 柠檬芝麻酱（Lemon Tahini Sauce）（第340页）
- 蓝纹奶酪酱（Blue Cheese Dressing）（第332页）
- 奶油莳萝酱（Creamy Dill Sauce）（第341页）
- 爆炒酱（Stir-Fry Sauce）（第329页）
- 奶油青柠香菜酱（Creamy Lime-Cilantro Dressing）（第342页）

下列可在第一周使用，若有剩余可留在第二周使用

- 原味蛋黄酱（第328页）——做两份或者买现成的不含糖的蛋黄酱
- 柠檬橄榄油调味汁（第339页）
- 姜豆油醋酱（第337页）

- 巧克力酱（第362页）

- 牧场酱（第343页）——这周用1杯的量；冷冻2.5杯留待第二周用，0.5杯留待阶段2用

零食／烘焙坚果和瓜子

- 鹰嘴豆泥（第363页），或者购买现成的鹰嘴豆泥

- 烘焙2大勺核桃（第402页——烘焙坚果和种子的说明），第二天是葡萄核桃鸡肉沙拉和 $\frac{1}{4}$ 杯花生，第6天是鸡肉炒生菜卷——或者购买烘焙坚果代替生坚果

下列可在第一周使用，若有剩余可留在第二周使用

- 香辣南瓜子（第366页）——或者购买烘焙南瓜子代替生南瓜子

- 混合坚果（第365页）——或者购买烘焙坚果代替生坚果

准备的食材（整周都要用到的蛋白质、谷物、汤等）

- 如果选择素食版本：454克煎丹贝或豆腐条（第309页）或者丹贝丁（第310页）

注意：阶段1饮食计划从第205页开始

计划开始前关于饥饿的最后感想

有些试点测试的参与者在阶段 1 开始之前会有些焦虑：**如果计划开始后我饿了该怎么办？我不应该真的想吃多少就吃多少，不是吗？我怎么可能减肥成功？**

我们要思考的是：说到底，人们暴饮暴食的主要原因还是饿。具有讽刺意味的是，传统的减肥计划却是用这样那样的方法限制你的进食量，这只会让问题变得更糟。当然，你可能在低热量饮食的前两个月减掉了 9 千克，一开始这非常让人振奋，但是接下来真正的挣扎就开始了。暂时被你忽略的体内信号，只会随着身体对饥饿越来越强烈的反抗而变得越来越明显。难以忍受的饥饿感和直线下降的体力，让你越来越难受。你可以尝试熬过去，但是要熬多久呢？这样下去，迟早意志力会磨灭，积极性会消失，然后体重又飙升回来了。

"总觉得饿"的解决方案彻底改变了这种方式，鼓励你吃饱为止，饿了还可以吃零食。有了精心调配的饮食计划和重要生命方式的改善，脂肪细胞可以被诱导开启并释放它们储存的热量。在这个计划中，热量在血液中停留，并长时间给身体其余部分提供能量，因而产生持续的饱腹感。最终你会吃得更少，可能也燃烧了更多的热量，但不同的是，这种方法会与你的身体积极配合。这和找到发烧的根源之后再对症下药，体温才会下降的道理是一样的。

每日跟踪表会让你更了解自己的身体。如果饿了（但不是饿得不行）就吃饭，饱了就停止，不能吃得太撑。饭量合适，细嚼慢咽，吃的时候可以隔几分钟确认下自己是不是已经吃饱了。如果还是感到饿，就再多吃一点。如果你在吃完餐盘里的食物之前就已经觉得饱了，那就不要再吃了。

因为这很明显不是控制热量的饮食，所以饮食计划中的食物分量和菜谱仅仅作为建议，是针对标准的身型和运动量的人设计的。你的需求可能会有所不同，你的身体会告诉你需要更多还是更少。你不必否定自己，只需要关注自己的需求。事实上，对于这个计划，你坚持的时间越久，它就变得越简单。

变得简单是因为你正学着将计划融入你的生活方式中，还因为你越来越感觉到身体处于健康状态。饥饿感和食欲减轻了，体力增强了，体重自然而然下降了，这正是本计划由内而外取得成功的表现。

我的"总觉得饿"的故事

准备阶段：吃脂肪含量达 50% 的食物，这听上去有点吓人！我在"脂肪有害"的环境中待得太久了。这将带来思想上的转变。

第一周（阶段 1）：我感觉到我的身体得到了满足，不需要忍着饥饿或者高涨的食欲了。第一个星期就能减 2 千克的减肥方式让我有种不费吹灰之力的感觉。这种感觉非比寻常。

第二周（阶段 1）：就算这周不改变膳食比例，我也觉得自己瘦了，饱腹感更明显了。我又能看到颧骨了！？感觉我现在正在和自己的身体进行谈判。

第六周（阶段2）：我承认，一开始的时候我有点怀疑，这会是另一个失败的饮食方法吗？当时我的精力很差，大多数时间心情沮丧，对性生活没兴趣，周身疼痛。每次照镜子或者勉强穿上衣服的时候都特别难受。6周的时间过得很快，我感觉自己像变了一个人一样。吃饭成了一种享受。对性生活又有兴趣了！潮热消失了，睡眠更好了。我的衣服更合身了，衣柜里能穿的衣服也更多了。

第十周（阶段2）：我能冷静地注意到我的大脑和身体在发生什么，重点是饥饿感，我知道适量的营养食物就能满足我的需要。我知道（精神和身体上的）舒服是什么感觉了。有趣的是，这比我想象中的要容易多了。

第十六周（阶段3）：我觉得精神和身体都更有活力了。让我惊讶的是，我一步步学会了与身体和生理现象合作而不是和它们对抗。减肥还得继续，但是我充满希望，我觉得自己能控制体重……这在以前简直想都不敢想。

——南希·F., 64岁，明尼苏达州伊甸草原市

体重减轻：6.6千克；腰围缩小：17.8厘米

你已经准备好了

你已经正式完成了准备阶段的工作。明天你将开始执行阶段1的计划。一定要在你的"睡眠圣殿"里睡个好觉,这样你才能尽情享受第一天。

第六章

阶段 1——克制饮食冲动

重要表格、辅助方法和其他事项

结束了准备阶段，现在该出发寻找适合你自己的"总觉得饿"的解决方案了！在接下来的三章中，我会就生命支持因素（主要是减压、睡眠和运动）、膳食安排辅助工具和饮食计划逐一展开论述，让你能以适合自己的方式，将饮食计划自然地融入到生活当中。本章我们来重点谈谈阶段 1。

在接下来的 14 天里，你要绝对告别所有的谷物制品、土豆以及食物中额外添加的糖（黑巧克力少量中的糖除外）。为了防止出现饥饿感，我们可以用橄榄油、坚果、牛油果、全脂奶制品和其他食物中的脂肪，来取代这些造成高血糖负荷的食物。在这种饮食结构中，碳水化合物所占的比重并不是非常低，你需要摄入非淀粉类蔬菜、豆类和水果这些消化慢的碳水化合物。在你摄入的热量中，脂肪占 50%，蛋白质占 25%，碳水化合物占 25%（参见 134 页图 5-1 "阶段 1 的饮食概况"）。

我的"总觉得饿"的故事

我开始问自己，"这里面有蛋白质吗？有脂肪吗？"说实话，相信很多人跟我一样,从小受的教育都是要"少吃脂肪！"。而现在我不再把脂肪看成是坏东西，而是把它视为一种有益的东西，开始思考吃下它会对我今天剩下时间的状态产生怎样的影响。这种观念上的转变不可谓不大。

——埃里克·F.，42 岁，马萨诸塞州尼德姆市

体重减轻：7.7 千克；腰围缩小：7.6 厘米

如果按照《标准美国饮食》来减肥，绝大部分人最后都会出现不同程度的胰岛素抵抗和慢性炎症。而阶段1中碳水化合物、脂肪与蛋白质的比例就是为了迅速改变这两个代谢紊乱制造者而制订的。不管你是处在本计划的哪个阶段，只要饿了，随时可以吃，吃到你自己觉得饱为止（但也不要吃得过饱），让自己的身体从饥饿状态转变过来。在刚开始的两周时间里，你的身体可能在代谢方面会出现重大的转变。在身体自我调节的过程中，要多喝水，放轻松，生活方式上要保证睡眠、缓解压力，适度运动。

我的"总觉得饿"的故事

在阶段1的第一周，我头疼得要命，那是身体在排毒。到第三周，我就明显感觉精力变得充沛了。我一天工作12个小时，上班路上来回还要3个小时。可下班后，我还得去健身房健身，才能把多余的精力消耗掉。另外，我还注意到，虽然睡眠时间没变，但我的睡眠质量提高了。早上醒来，觉得休息得很好。而如果我晚上多吃了糖，或者吃了一堆的碳水化合物，睡眠质量就没有这么好了。你愿意牺牲睡眠质量？反正我是不愿意。

——阿曼达·N.，28岁，马萨诸塞州佩珀雷尔市

体重减轻：3.6千克；腰围缩小：12.7厘米

阶段 1 生命支持因素

在详细讨论饮食之前，我们先来回顾一下阶段 1 的三个关键支持因素。

运动

从阶段 1 开始，吃过晚饭后要出去散步（参见第 156 页）。饭后散步不是去"锻炼"，而是和邻居、亲人、宠物狗，或者就你一个人，到户外去享受一段愉悦的时光。饭后散走的作用不在于燃烧很多热量，而在于帮助消化，减缓餐后胰岛素的激增（胰岛素的激增，和进餐是同步的），促进新陈代谢。此外，散步还可作为睡前准备的第一步。已经参加了健身项目的人，要暂时将锻炼强度降低三分之一，因为阶段 1 的饮食，正在重新训练你的脂肪细胞！不过，饭后散步这个环节仍然不可省掉。

我的"总觉得饿"的故事

我的饭后散步，就是绕着我上班的医院走上 5 分钟或者 10 分钟。且不说对消化有好处，散步本身就让我觉得很放松，还能消耗掉一部分新的饮食带来的多余能量。而在燃烧能量的同时，也让我头脑保持清醒，简直和喝一杯咖啡的功效不相上下。

睡眠

在准备阶段，你已经把卧室收拾好了，现在你的睡眠圣殿应该为三项活动做好了准备，那就是睡觉、阅读和情事。在睡前习惯的养成过程中，一定要记得遵守自己定好的就寝时间。固定的就寝时间是良好睡眠习惯的基石。而良好的睡眠，可以降低胰岛素抵抗，帮助应激激素水平维持在稳定的状态，从而让你更容易吸纳生活中其他方面的改善。

减压

作为睡前仪式的一个部分（参见第 162 页），留出 5 分钟的时间做减压活动，无论是冥想、祷告、瑜伽、写日记，或者是呼吸练习都可以。在入睡之前，可以考虑做一些渐进性的肌肉放松运动。放一段有助于冥想、观想、引导放松的音乐，或者放一段来自大自然美妙声音的音乐。

我的"总觉得饿"的故事

因为现在我不用经常克制饮食冲动了，所以我觉得更放松，压力更小了。这种变化一夜之间就出现了，当时我才刚开始减肥不到一个星期的时间。起初，我也说不清楚，甚至都弄不清楚到底发生了什么变化，但是我知道自己身体里有什么东西变得不同了。

——唐娜·A., 51 岁，华盛顿州西拉镇

体重减轻:10 千克；腰围缩小：12.7 厘米

其他支持措施

你的目标 花一点时间想象或者用笔记的方式，把自己到底为什么要减肥的原因勾勒出来，这样有助于你将长期目标与日常行为结合起来，充分保持积极性。

对"如果—就"方案进行实测 不要等到危机时刻，才去测试你的"如果—就"方案是否有用，要提前进行实测。假装你的"如果"情境真的发生了,去实施你的"就"有效吗？如果无效，要怎样改变方案来保证在你需要的时候会有效呢？

坚持每天填写跟踪表 为了了解身体发出的有关饥饿感和饱腹感的信号，要定期填写每日跟踪表。表格可以从本书第 391 页复印，也可以登录 www.alwayshungrybook.com 下载。你可以把身体对减肥计划的反应记录在每日跟踪表上，包括你的饥饿程度、食欲的强弱、饱腹感的高低、体力充沛与否、健康感觉如何，以及其他相关数据。把你每天的总分写在跟踪表上，再把你的体重和腰围尺寸，记录在每月进度图上。之后看看随着计划进度的推进，你的身体会发生哪些变化。

你的那些数据是与你吃了精制碳水化合物相关呢？还是与注意睡眠、运动和减压相关呢？这些信息可以帮助你对计划的细节进行调整，使其更符合你的个人需求，尤其是在阶段3的时候。

我的"总觉得饿"的故事

"如果—就"方案对我的帮助太大了。"如果—就"的小练习让我的大脑能看到更多的选择，让我从死板的非黑即白的极端思想中醒悟过来，相信自己有很多解决方法。这让我觉得自己能干且充满能量。

——金·S., 47 岁，犹他州南乔丹市

体重减轻：11 千克；腰围缩小：9 厘米

阶段 1 辅助方法

食量指南

在阶段 1 中，试点测试的参与者称饥饿感有明显降低，有时从第一天开始就有这种感觉。随着脂肪细胞逐渐平静下来，开始将储存的多余热量释放回体内，你的大脑意识到（说不定是多年来的第一次）有足够的燃料以最佳的模式来运行新陈代谢。由于你的身体会燃烧更多的脂肪，你对外界热量的需求自然就降低了。你会吃得少，饱得快，而且饱腹感的

时间更久了。但是，这些变化出现的时间和方式会因人而异。就像我们在第五章中谈到的，对热量的需求因个人的体型、年龄、运动量及其他一些生理因素而不同。

与传统的减肥方法不同，"总觉得饿"的解决方案摒弃了不考虑个体差异而"一刀切"的处理方式。食谱和饮食计划中的食物量只是针对普通人提出的建议。只有你自己才能确定多少分量的食物能满足你的需要，知道什么样的减肥速度适合你的身体。先从看起来应该适合你的食物量开始，吃的时候要全神贯注，听从你的身体信号给你的指引。从开始吃的那一刻起，就要留意食物进入你的身体后给你带来的感觉。比如，饥饿感减轻了吗？进餐速度是不是慢下来了？肚子是不是感觉越来越饱，但是很舒服？如果在吃完所有东西之前，已经感觉吃饱了，就不要再继续吃了，暂且先不要去考虑是不是浪费了食物的问题。（到下一顿饭的时候，把食物量减少一点，看看是不是能吃饱。）盘光碗净了还是觉得饿？那就每样食物再吃一点儿（包括主食**和**配菜），以保持营养成分均衡。如果在两餐之间觉得饿，那就吃些小点心。

阶段 1 的饮食准备

阶段 1 的特点，就是有一套经过精心校准的饮食计划（见第 206 页表 6-4）。这 14 天中的每一餐、每一份点心无一遗漏全被规划在内。对你的脂肪细胞（而不是对你！）来说，这是一次高强度的集训。不过，执行的时候并不需要那么死板。可以根据你自己的具体要求对计划灵活地加以调整，但要尽可能地采纳推荐的食品搭配，以达到既定的营养比例。本节（表6-1）和接下来的两节（"生菜卷"与"素食替代食品"），会告诉大家如何准备与你个人情况相匹配的阶段1饮食，如果你想要自己准备的话。

表 6-1 阶段 1 饮食要遵循的基本原则

先从优质蛋白质开始	按需增加蛋白质	加入脂肪	然后加入碳水化合物
高蛋白 / 高脂肪： ·脂肪含量较高的肉或鱼，带皮的禽类（100～160 克） 高蛋白 / 低脂肪： ·瘦肉或脂肪含量较少的鱼，不带皮的禽类（100～160 克） ·冷切肉（100～160 克） ·蛋白粉（28 克左右） 低蛋白 / 高脂肪： ·丹贝，豆腐（100～160 克） ·鸡蛋（3 个） ·奶酪（84 克）	对蛋白质含量略低的食物，需再添加一份蛋白质： ·希腊酸奶（½ 杯） ·豆类（½ 杯） ·奶酪（28～56 克） ·坚果或坚果酱（2～3 汤匙）	对脂肪含量较低的食物，要再加一份较大的脂肪： ·调味酱（2～4 汤匙） ·食用油（1～2 汤匙） ·鲜奶油或罐装椰奶（3～4 汤匙） ·坚果或坚果酱（2～3 汤匙） ·½ 只牛油果 对脂肪含量较高的食物，要再加一份较小的脂肪： ·调味酱（1～2 汤匙） ·食用油（1～3 茶匙） ·鲜奶油或罐装椰奶（1～3 汤匙） ·坚果或坚果酱（1～2 汤匙） ·¼ 只牛油果	如果食物中目前没有碳水化合物，可从下列食物中选一份添加： ·豆类（½ 杯） ·豆类或蔬菜汤（1 杯） ·非热带水果（1 杯） 注：非淀粉类蔬菜可以随意添加（如蔬菜沙拉、熟的蔬菜等）

我的"总觉得饿"的故事

我悠闲地啃着牛排，吃着蓝纹奶酪沙拉，这20多分钟的奢侈时光真是过得惬意，我细细品尝着每一口食物，心里不禁想起以前参加其他饮食计划时那些3分钟之内被我狼吞虎咽下去的冷冻食品。享受优质美食，调整自己的膳食结构，感觉真是不错。我觉得这周简直就像去了SPA一样。

——南希·F., 64岁，明尼苏达州伊甸草原市
体重减轻:6千克；腰围缩小：17.8厘米

生菜卷

提高做菜效率的一个秘诀，就是知道如何创造性地把剩菜利用起来，将它们改头换面，打造成一道道新出炉的美食。生菜卷加酱料就能简简单单地让剩菜大变身。不管是剩下的鱼肉、鸡肉还是其他含蛋白质的食物，都可以用来做生菜卷的主料。加上少许的蔬菜和酱料，一顿新鲜、省时又省事的佳肴就准备好了。

从表6-2生菜卷制作食材表每栏中各选出一种食物，制作生菜卷。

表 6-2 生菜卷制作食材表

包材	主料	添加的蔬菜	蘸酱
大生菜叶，比如罗曼生菜、奶油生菜、比布生菜或者红叶生菜/绿叶生菜的叶子 口感特别的生菜叶，如意大利紫菊苣或苦苣	含蛋白质的剩菜，比如烤鸡、香草烤鸡腿（第306页）、烤鱼、三文鱼沙拉（第322页）、煎丹贝或豆腐条（第309页） 吃剩的炖菜，无论是变冷了的，还是分开存放又拿出来加热过的都可以 罐装三文鱼或沙丁鱼（带皮带骨，以最大限度地保留其中的Omega-3和钙质） 烟熏三文鱼	焯的、蒸的或嫩煎的剩蔬菜（必须是一天之内的，所以前一天晚上或者第二天一早准备好，留着中午吃） 西红柿片、牛油果片、胡萝卜丝或者其他生的蔬菜	任何你喜欢的调味酱都可以，不管是食谱上的，还是你自己做的 店里买的牛油果沙拉酱或酸奶油 搭配建议： 奶油莳萝酱（第341页）配大多数鱼 奶油青柠香菜酱（第342页）配墨西哥鸡丝（第307页） 蓝纹奶酪酱（第332页）配牛肉 姜豆油醋酱（第337页）配鱼肉、鸡肉或豆腐 柠檬芝麻酱（第340页）配地中海馅料

素食替代食品

　　饮食计划强调的天然健康食品不仅来自各种各样的植物，还包括动物性食品。考虑到有人出于种种原因——比如健康问题、口味偏好、食物过敏、保护动物和环境——而选择不吃或者少吃动物性食品，所有的食谱上都有素食选项。下面"动物性食品对应替代食品表"（表6-3）为素食主义者提供了饮食计划中所有动物性食品的替代食品指南：

表6-3 动物性食品对应替代食品表

动物性食品……	素食替代食品……
肥肉、鸡肉、鱼肉或鸡蛋	·豆腐 ·丹贝
瘦肉	·素食熟食冷盘 ·面筋（含小麦麸质，对麸质食品过敏者请勿食用） ·植物蛋白粉
奶酪	·坚果或坚果酱（尤其是花生酱） ·大豆奶酪
酸奶	·原味无糖椰子酸奶，加半份植物蛋白粉 ·原味无糖大豆酸奶
鲜奶油	·罐装椰奶
酸奶油	·牛油果 ·牛油果沙拉酱 ·自选调味料或酱汁

我的"总觉得饿"的故事

我并不怎么爱吃豆腐，但豆腐和黑豆混炒的黑豆豆腐味真是太好吃了！我根本没想到这道菜这么好吃。这个菜谱绝对值得保存。

——安吉莉卡·G.，50岁，加利福尼亚州萨克拉门托市

体重减轻：约5.2千克；腰围缩小：7.6厘米

阶段 1 的成功小窍门

以下几点可以帮助你保持阶段 1 的正确进行。

尽可能遵守饮食计划　在接下来的 14 天中，要尽可能严格遵守饮食计划。这个计划的设计思路，就是通过蛋白质、脂肪和天然碳水化合物按特定比例的组合，迅速改变新陈代谢。如果因为某些个人原因，需要对饮食计划进行调整，可参照第 194 页上"阶段 1 的饮食准备"进行。如果你自己做不了饭，可以参照第七章"堂食及外卖推荐菜单"（第 236 页）。

量多量少你做主　饮食计划中的食物分量是按普通人的标准制订的。你的实际需要量可能比计划中的分量多些或者少些。吃饱，但不要吃撑。如果你发现自己的实际需要量要多些或者少些，可以把分量稍微做多点，或者做少点，或者添减一份点心。只要你是按照规定比例吃的各种食物，你的身体自然会把一切处理好。

同类食材可替换　如果你不喜欢食谱上的某种食材，尽可以同类相替。比如，用西兰花换掉菜花，用树莓换掉草莓，用鱼肉换掉鸡肉，诸如此类。只要两种食材的主要成分基本相同就可以。具体可参阅"分阶段制订饮食计划"（第 138 页）。

调味品全看个人喜好　饮食计划中包括大量的香草和香料。香草和香料能给食物增添味道，从而减少糖的用量。不仅如此，它们所含的多酚类物质，还有抗炎的作用。发挥你的创造力，找到你自己喜欢的那些香草香料，然后放在顺手的地方（比如专门腾出的抽屉或者储物架），方便取用。

甜食仅限阶段 1 允许范围 如果你实在爱吃甜食，不要失望，饮食计划中的大部分正餐后都有甜点。试点测试的参与者一致反映，参加本计划不久后对高糖食物的需求就减弱了。但是，如果你真的特别想吃，可以吃少许黑巧克力（可可含量至少要达到 70%），不要超过 28 克，且一天只能吃一次。（饮食计划中已经包含的甜点，你尽可以放心吃。这些甜点已经被计入每天的食物营养份额，对效果有益无害。）

我的"总觉得饿"的故事

以前我的想法是，"哎呀，好累呀，吃点甜的吧。"可是那点儿甜食只能让你精神一小会儿，然后你又萎靡了。现在我不吃那么多碳水化合物了，一天下来精力始终均衡。

——蕾妮·B.，49 岁，马萨诸塞州西罗克斯伯里市

体重减轻：6 千克；腰围缩小：15 厘米

享受清茶或咖啡 一天可以喝两三杯含咖啡因的咖啡或者茶。想加奶油或者全脂奶也没有问题（没必要用脱脂或者低脂奶），不过不要加糖和其他甜味剂。

暂时不要饮酒 这两周，也只是这两周，绝对禁止喝任何酒精饮料。到了阶段 2，你可以选择适量饮酒。

补充剂 在整个计划过程中，有三种补充剂你可以考虑食用。

- 维生素 D_3：由于大部分时间都待在室内，再加上防晒霜的使用越来越普遍，很多人都日晒不足，无法自然生成足量的维生素 D。维生素 D 的作用不只是维持骨骼健康，对癌症、免疫系统疾病、糖尿病、心脏病和精神疾病都有防治作用。[1]（注：D_3 的生物活性高于 D_2，现在植物来源的维生素 D_3 产品也有供应。）

- 鱼油：鱼油是长链 Omega-3 脂肪酸的极佳来源（见第 102 页）。购买时要选择经过浓缩、提纯，并通过污染物检测的鱼油产品。素食人士可以选择亚麻籽油和一些坚果，这些食物中含有短链 Omega-3 脂肪酸（它们在体内可以转化为具有活性的长链形式）。

- 益生菌：益生菌能促进肠道健康，现在有胶囊形式，作为酸奶等含益生菌的常规食物的补充。

如果你赶时间，不妨参照简化版饮食计划 简化版饮食计划（登录 www.alwaysshungrybook.com 查看）是阶段 1 饮食计划（第 205 页）的速成版，食物种类选择略少于常规版，加大了剩菜的利用，最大限度地缩短了准备过程。速成版的食谱是按一个人的分量制订的。如果你有一家人要照顾，可以按照简化版饮食计划的指示，按人数将分量加倍即可。

剩菜可以常用，但同时要添加新鲜食品 不少炖菜类都可以分装冷冻，分餐食用。剩菜加热后，再加入准备好的新鲜蔬菜（生熟均可）。

走省时捷径 这些"方便"食品——这个食谱中所有的食材——能极大缩短你在厨房忙碌的时间。买绿色保鲜袋（www.evertfresh.com）来储存食材，让它们在冰箱里的保鲜效果更好。

- 农产品区里切好的蔬菜，如菜花、西兰花和芹菜等（要查看新鲜度）。
- 已切分好的净绿叶菜，如菠菜、羽衣甘蓝、混合生菜沙拉、沙拉绿叶菜。
- 卷心菜丝和胡萝卜丝。
- 冷冻果蔬。
- 烤鸡。
- 烤制的、已调味的、包装好的豆腐。
- 罐装豆类（不添加糖），如黑豆、鹰嘴豆，四季豆（沥水冲净）。
- 奶酪碎条（全脂，无添加）。

用调味酱料来省时 预先就把酱料或者半成品准备好，下班回来准备饭菜就不用耗费太长时间。(酱料在你的"如果—就"方案里可不是个小角色，"如果我太累了，时间太晚了，或者实在提不起劲，就用冰箱里的酱料简单做一顿。")

买一把快刀，保持刀刃锋利，并要知道如何使用 刀不趁手，可能成为你做饭耗时的一个重要原因。刀功好，需要时间练习，但是学会使用一把快刀，能节省你耗在厨房的宝贵时间。

别忘了留出准备时间 试着每个周末留出几个小时采购食品，同时为下一周做好准备。这几个小时会让你的整个计划更容易实现。

饮食计划的购物清单及准备工作

购物清单是为一周两次去超市购买易变质食品设计的（不容易变质的食物在准备期已经囤积好了）。我们建议你周末去一次超市，购买周一到周三的食物（三天的量，外加整周要用的酱料和坚果），然后周三再去一次，购买周四到周日的食物（四天的量）。如果你还是想一周只去一次超市，那就把两张易变质食物的采购单合并起来，本周晚些时候才吃的食品可以先冷冻起来（视情况而定）。周日把这一周要用的酱料和烤坚果都准备好。具体请参见阶段1每周准备工作表（第一周在第五章第180页，第二周在第213页）。利用阶段2第一周的每周准备工作表（第223页）为下一阶段做准备。

每次出门采购之前，可以浏览菜谱一览表（登录www.alwayshungrybook.com在线查看），看看菜谱上都有什么。如果你是过敏体质，或者对某些食物敏感，把这些可能让你过敏的东西写下来。然后参照"分阶段制订饮食计划"（第138页）找到替代食品。再查阅网上相应的购物单，抄下来，或者可以从 www.alwayshungrybook.com 上下载文件。

我的"总觉得饿"的故事

我是吃着牧羊人馅饼长大的，那上面从来都是铺着厚厚的一层土豆泥的。我原来以为这个菜花加豆子的东西怎么可能骗得了我，结果我竟然真的没有吃出来！真是太好吃了！这些食谱真是让我惊喜连连！

——阿曼达·B.，35 岁，马萨诸塞州罗森岱尔市

体重减轻：3.6 千克；腰围缩小：6.4 厘米

阶段 1 饮食计划

饮食计划制订的分量是二人量，食材按份计，不管家里几口人，成比例添加就好了。阶段 1 第一、二周饮食计划及执行表见表 6-4。如果你只是做自己一个人的饭，就相应减量，或者参照 www.alwayshungrybook.com 网站上的简化版饮食计划即可。（第二周的每周准备工作表见第 213 页。）

我的"总觉得饿"的故事

第一天：天呐，真是好吃。我真是饱了，应该是不想再吃甜点了。我刚才真说了"不想再吃甜点了"？哇噢！

——帕姆·M.，55 岁，宾夕法尼亚州康弗伦斯市

体重减轻：6 千克；腰围缩小：5 厘米

表6-4 阶段1第一周饮食计划及执行表

周一（第1天）
早餐
墨西哥乡村蛋饼 用1茶匙橄榄油煎2个鸡蛋加1个蛋白。再撒上½杯牧场酱（第343页）和2汤匙切奶酪碎。另配1杯树莓加½杯全脂原味希腊酸奶 蛋白质：25% 脂肪：53% 碳水化合物：22% 卡路里：534*
准备：准备并打包今天的点心 准备今天的午餐——马苏里拉奶酪、西红柿以及鹰嘴豆沙拉
点心
¼杯混合坚果（第365页）
午餐
马苏里拉奶酪、西红柿以及鹰嘴豆沙拉 中等大小西红柿1只，切块；½杯鹰嘴豆，煮熟，沥干冲净；新鲜的马苏里拉奶酪84克，切片；切成小块的罗曼生菜或其他生菜1杯；柠檬芝麻酱（第340页）2汤匙；盐和黑胡椒粉；沙丁鱼罐头56克（可选） 无沙丁鱼 蛋白质：21% 脂肪：55% 碳水化合物：24% 卡路里：446* 有沙丁鱼 蛋白质：27% 脂肪：54% 碳水化合物：19% 卡路里：564*
点心
冷切生菜船（第368页）配奶油莳萝酱（第341页）

* 表里的卡路里数字仅作为食材的热量，不作为限制食物摄入的衡量标准。（后同）

** 如准备二人量，请按食谱所示足量准备，并按照准备部分的备注要求，为下一顿预留一份。（后同）

晚餐

汤、香草烤鸡及蔬菜

奶油菜花浓汤约 1½ 杯 **（第 353 页——未加鲜奶油）；香草烤鸡腿 **
（第 306 页）

1 杯西兰花加 ½ 杯小胡萝卜，开水焯过后（附录 C "蔬菜烹饪指南"），
加 1 汤匙柠檬橄榄油调味汁（第 339 页）

甜点

1 杯水果加 14 克方块巧克力（可可含量不低于 70%）

蛋白质：24% 脂肪：52% 碳水化合物：24% 卡路里： 661*

准备：准备明天的午餐——葡萄核桃鸡肉沙拉（第 319 页），鸡肉用的是
预留的那份去皮香草烤鸡腿；生菜另装，明天午餐时再加到沙拉里

将预留的 1 份奶油菜花浓汤保存好，留作明日晚餐

续表 2

周二（第 2 天）

早餐

阶段 1 能量果汁

阶段 1 能量果汁（第 282 页）

蛋白质：22% 脂肪：54% 碳水化合物：24% 卡路里：500*

准备：准备并打包今天的点心

点心

烟熏三文鱼和莳萝奶油奶酪拌黄瓜片（第 370 页）

午餐

葡萄核桃鸡肉沙拉（第 319 页）（鸡肉为昨日晚餐预留的）

蛋白质：23% 脂肪：53% 碳水化合物：24% 卡路里：572*

点心

约 1/3 杯鹰嘴豆泥（第 363 页）配蔬菜条

晚餐

汤、洋葱牛排及蔬菜

奶油菜花浓汤约 1 1/2 杯（昨日晚餐预留）配 1 汤匙鲜奶油；菲力牛排 250 克（烹饪说明参见蓝纹奶酪牛排沙拉，第 321 页），或者 225 克的煎丹贝条（第 309 页）——其中 140 克的牛排或 110 克的丹贝是今天的晚餐，剩下的 110 克牛排或丹贝是明天的午餐；中火将 1/2 只小洋葱煎至焦糖色；焯过水的羽衣甘蓝或其他绿叶蔬菜 1 杯（参见蔬菜烹饪指南，附录 C），淋上 1 汤匙柠檬芝麻酱（第 340 页）

甜点

1 杯树莓加 2 汤匙鲜奶油

蛋白质：25% 脂肪：51% 碳水化合物：24% 卡路里：602*

准备：准备明天的午餐——牛排沙拉拌蓝纹奶酪酱（第 332 页），用预留的那份牛排或丹贝；生菜另装，明天午餐时再加到肉里；再装 1 只橘子

周三（第3天）

早餐

黑豆豆腐末

黑豆豆腐末 **（第283页），配上2汤匙切达奶酪，1～2汤匙酸奶油，½ 只牛油果切片，或5汤匙牛油果沙拉酱

蛋白质：23% 脂肪：55% 碳水化合物：22% 卡路里：455*

准备：准备并打包今天的点心

预留一份黑豆豆腐末并储存好，作为明天的午餐

点心

冷切生菜船（第368页）拌柠檬芝麻酱（第340页）

午餐

蓝纹奶酪牛排沙拉

蓝纹奶酪牛排沙拉（第321页）（用的牛排是昨天晚餐预留的）；搭配1只橘子

蛋白质：27% 脂肪：47% 碳水化合物：26% 卡路里：565*

点心

约 ¼ 杯混合坚果（第365页）

晚餐

烤鱼和炒羽衣甘蓝

柠檬蒜香烤鱼 ***（第296页），将鱼和柠檬从烤盘中取出，在盘内汤汁中加入1杯羽衣甘蓝翻炒。在鱼或羽衣甘蓝上淋2汤匙奶油莳萝酱（第341页）。配沙拉绿叶菜1杯，任选调味酱1汤匙

甜点

时令水果羹（第362页）加1～1½ 汤匙的巧克力酱（第362页）**

蛋白质：25% 脂肪：50% 碳水化合物：25% 卡路里：594*

准备：准备明天的午餐——墨西哥玉米薄饼沙拉（参见第4天的午餐），用的是预留的黑豆豆腐末；生菜另装，明天午餐时再加

预留一份巧克力酱，供第7天晚餐使用

周四（第 4 天）

早餐

菠菜煎蛋卷

平底锅放入 2 茶匙橄榄油加热，同时将 2 个鸡蛋外加 1 个蛋白打匀，加入一杯嫩菠菜叶、盐和黑胡椒。将蛋液倒入锅内，撒入 3 汤匙切达奶酪碎。将蛋饼对折，煎熟出锅。另配 1 杯新鲜水果和 $1/2$ 杯原味全脂希腊酸奶

蛋白质：25% 脂肪：54% 碳水化合物：22% 卡路里：524*

准备：准备并打包今天的点心

点心

1 只小苹果，配 2 汤匙花生酱

午餐

墨西哥玉米薄饼沙拉

$1\frac{1}{2}$ 杯黑豆豆腐末（第 283 页）（昨日早餐预留）；1 杯切好的罗曼生菜或其他生菜，小西红柿 1 只切丁，2 汤匙墨西哥辣酱，2 汤匙切达奶酪。上浇 3 汤匙奶油青柠香菜酱（第 342 页）

蛋白质：23% 脂肪：52% 碳水化合物：25% 卡路里：502*

点心

$1/4$ 杯香辣南瓜子（第 366 页）

晚餐

帕玛森奶酪烤茄片及沙拉

帕玛森奶酪烤茄片 **（第 314 页）。配菜为沙拉绿叶菜加 1 杯黄瓜片、$1/2$ 杯胡萝卜丝、$1/2$ 只红甜椒（切条），最后加 1 汤匙你喜欢的调味酱

甜点

1 杯树莓

额外的准备工作：制作椰汁腰果酥 ***（第 357 页）；食谱所示量可做 4 块椰汁腰果酥，留作明晚甜点

蛋白质：20% 脂肪：56% 碳水化合物：24% 卡路里：698*

准备：打包明天的午餐——帕玛森奶酪烤茄片和 1 杯树莓

*** 如准备的是二人量，请将这道菜食谱所示的量减半。（后同）

周五（第 5 天）

早餐

烟熏三文鱼加莳萝酱

85 克烟熏三文鱼、28 克切达奶酪、1 只中等大小的西红柿（切片），1 根小黄瓜（切片），拌入 3 ~ 4 汤匙奶油莳萝酱（第 341 页），另配 1 杯新鲜蓝莓，或其他你喜欢的水果

蛋白质：23%　脂肪：55%　碳水化合物：22%　卡路里：530*

准备：准备并打包今天的点心

点心

冷切生菜船（第 368 页）拌任选酱料

午餐

帕玛森奶酪烤茄片和水果

帕玛森奶酪烤茄片（第 314 页）（昨日晚餐预留）；搭配 1 杯树莓

蛋白质：24%　脂肪：54%　碳水化合物：22%　卡路里：549*

点心

约 ⅓ 杯鹰嘴豆泥（第 363 页）加蔬菜条

晚餐

炒鸡肉

炒鸡肉或炒豆腐**（第 294 页）如果是炒豆腐，再加 ½ 杯毛豆配菜

甜点

椰汁腰果酥（昨晚准备好的）

蛋白质：29%　脂肪：49%　碳水化合物：22%　卡路里：597*

准备：准备明天的午餐——生菜卷（参见第 6 天的午餐），肉是预留的炒鸡肉；生菜、胡萝卜、花生和姜豆油醋酱（第 337 页）另装，吃之前再拌在一起；再装 1 只橘子

续表 6

周六（第 6 天）

早餐

无谷华夫饼和火鸡培根

不含谷物的华夫饼或薄煎饼加果酱**（第 285 页），外加 3 汤匙打发奶油（第 293 页）或者 1 汤匙杏仁酱；1 条火鸡培根

蛋白质：26% 脂肪：51% 碳水化合物：23% 卡路里：441*

准备：准备并打包今天的点心。按食谱所示分量，足份制作奶酪斑豆泥（第 364 页），并为第二周预留

把今天做好的果酱华夫饼和打发奶油预留出一份，作为第 8 天的早餐

点心

约 ⅓ 杯的奶酪斑豆泥

午餐

炒鸡肉生菜卷

把午餐分量的炒鸡肉（前一晚预留的）、½ 杯胡萝卜丝和 2 汤匙花生，均分在 3 ~ 4 片大生菜叶上（如果用豆腐，就用毛豆换掉胡萝卜和花生）。馅料四周要留出足够的空间，方便包裹。另找一个小碟子，倒入 2 汤匙姜豆油醋酱（第 337 页），作为生菜包的蘸酱。餐后再加 1 只橘子

蛋白质：24% 脂肪：51% 碳水化合物：25% 卡路里：552*

点心

菲达奶酪火鸡黄瓜船（第 369 页）

晚餐

牧羊人馅饼

以菜花为馅料的牧羊人馅饼**（第 303 页）；1 杯蜜豆或荷兰豆，用水焯一下（附录 C——蔬菜烹饪指南），拌 1 汤匙奶油莳萝酱（第 341 页）

甜点

28 克方块黑巧克力

蛋白质：22% 脂肪：48% 碳水化合物：30% 卡路里：648*

准备：打包明天的午餐——牧羊人馅饼和甜豆，1 汤匙任选酱料。

将预留的牧羊人馅饼包好冷冻储存，留待后几顿吃

每周准备工作表

（阶段 1 第二周）

阶段 1 第二周饮食计划准备日

　　注：本单准备的是二人量。除非另有说明，否则下列每道菜按食谱所示烹制一份，或可按实际需要进行增减。

酱料

- 椰香咖喱酱（第 336 页）

- 墨西哥香辣蛋黄酱（第 338 页）

- 塔塔酱（第 330 页）

- 黄芥末油醋酱（第 334 页）

- 泰式花生酱（第 331 页）

下列酱料使用第 1 周剩下的：

- 姜豆油醋酱（第 337 页）

- 牧场酱（第 343 页——解冻 2½ 杯）

- 巧克力酱（第 362 页）

- 柠檬橄榄油调味汁（第 339 页）

- 原味蛋黄酱（第 328 页）——用于制作塔塔酱（如上所列）

点心／烤坚果及瓜子

- 香烤鹰嘴豆（第 367 页）

- 烤 ¼ 杯胡桃（附录 C ——"坚果及种子烘烤指南"）

或其他种类的坚果，作为第 10 天的甜点，并为第 12 天的泰式花生丹贝（第 327 页）烤好 $\frac{1}{2}$ 杯花生——或者将购物单上的生果换成烤好的坚果

下列坚果使用第 1 周剩下的：

- 香辣南瓜子（第 366 页）——或将购物单上的生南瓜子换成烤好的南瓜子
- 混合坚果（第 365 页）——或将购物单上的生坚果换成烤好的坚果

需要准备的食材（一周要用的蛋白质、谷类、汤等）

- 丹贝丁（第 310 页），周五晚餐用
- 三文鱼沙拉（第 322 页），周二午餐用

如果希望以素食代替某一食谱，可以另加煎丹贝或豆腐条（第 309 页），或者丹贝丁（第 310 页）

表 6–5 阶段 1 第二周饮食计划及执行表

周日（第 7 天）
早餐
意式蛋饼加水果和酸奶
路德维希医生最爱的意式蛋饼 **（第 287 页）；1 杯水果，2/3 杯原味全脂希腊酸奶
蛋白质：25%　脂肪：47%　碳水化合物：28%　卡路里：468*
准备：准备并打包今天的点心。把今天做好的意式蛋饼预留一份，作为第 9 天的早餐
点心
约 1/4 杯的混合坚果（第 365 页）
午餐
牧羊人馅饼加沙拉
以菜花为馅料的牧羊人馅饼（第 303 页）（昨晚留出来的）；1 杯蜜豆或荷兰豆，用水焯一下，拌入 1 汤匙任选酱料
蛋白质：26%　脂肪：47%　碳水化合物：27%　卡路里：518*
点心
小苹果加 28 克奶酪
晚餐
椰香咖喱虾
椰香咖喱虾或豆腐 **（第 316 页）
甜点
1/2 杯草莓加 1～2 汤匙巧克力酱（第 362 页）（第 3 天留的甜点）
蛋白质：23%　脂肪：52%　碳水化合物：25%　卡路里：567*
准备：打包明天的午餐——用预留的椰香咖喱虾做成生菜卷（参见第 8 天午餐）；生菜另外装好；再装 1 只橘子，根据喜好还可以带上些调味酱或者装些青柠檬角挤汁用

续表 1

周一（第 8 天）

早餐

无谷华夫饼加火鸡培根

不含谷物的华夫饼或薄煎饼加果酱（第 6 天早餐时预留的），外加 3 汤匙打发奶油（第 293 页）或者 1 汤匙杏仁酱（第 6 天早餐时预留的）；火鸡培根 1 片

蛋白质：26%　脂肪：51%　碳水化合物：23%　卡路里：440˚

准备：准备并打包今天的点心

点心

约 ⅓ 杯香烤鹰嘴豆（第 367 页）

午餐

椰香咖喱虾生菜卷

将预留的椰香咖喱虾或者豆腐（昨晚留出来的）均分到 3、4 片大生菜叶上，要留出足够的空间，以将叶子卷起裹住馅料为准。另配 1 只橘子

或者：找一个小碟子，挤些青柠檬汁，或者放 1 ~ 2 汤匙姜豆油醋酱（第 337 页）。用生菜卷蘸着酱料吃

蛋白质：26%　脂肪：46%　碳水化合物：28%　卡路里：480˚

点心

28 克黑巧克力

晚餐

墨西哥香辣蛋黄酱烤鱼加羽衣甘蓝

墨西哥香辣蛋黄酱烤鱼 ***（第 317 页）。蒸 1 杯羽衣甘蓝和 1 个小胡萝卜（相当于 ½ 杯胡萝卜丝），拌入 1 汤匙柠檬橄榄油调味汁（第 339 页）

甜点

1 杯蓝莓加 2 汤匙罐装椰奶

蛋白质：23%　脂肪：54%　碳水化合物：23%　卡路里：591˚

准备：打包明天的午餐——用三文鱼或豆腐沙拉 ***（见第 322 页）（周日已预留的），做生菜卷（见第 9 日午餐）；生菜另装；再装 1 只苹果

续表2

周二（第9天）

早餐

意式蛋饼加水果和酸奶

路德维希医生最爱的意式蛋饼（第7天早餐预留）；外加1杯水果，和
⅔杯原味全脂希腊酸奶

蛋白质：25%　脂肪：47%　碳水化合物：28%　卡路里：468*

准备：准备并打包今天的点心

点心

约¼香辣南瓜子（第366页）

午餐

生菜卷三文鱼沙拉

将三文鱼或者豆腐沙拉（第322页）（周日预留的）均分到3、4片大生
菜叶上，要留出足够的空间，以能将叶子卷起裹住馅料为准。配餐为1
只苹果

蛋白质：22%　脂肪：55%　碳水化合物：23%　卡路里：515*

点心零食

约⅓杯奶酪斑豆泥（第364页）

晚餐

地中海风味鸡

地中海风味鸡或者豆腐**（第311页）。配菜为小西红柿1个，小黄瓜
半根，全部切片，加几片鲜罗勒叶，最后拌入1汤匙黄芥末油醋酱（第
334页）

甜点

½杯浆果

蛋白质：26%　脂肪：47%　碳水化合物：27%　卡路里：656*

准备：打包明天的午餐——地中海风味鸡或豆腐，外加14克黑巧克力

续表 3

周三（第 10 天）

早餐

阶段 1 能量果汁

阶段 1 能量果汁（第 282 页）

蛋白质：22%　脂肪：54%　碳水化合物：24%　卡路里：500*

准备：准备并打包今天的点心

点心

约 1/4 杯混合坚果（第 365 页）

午餐

地中海风味鸡

地中海风味鸡或豆腐（前晚预留的）。外加 14 克黑巧克力

蛋白质：30%　脂肪：46%　碳水化合物：24%　卡路里：580*

点心

小苹果 1 只加 1 汤匙花生酱

晚餐

汤、锅仔卷心菜和蔬菜

约 1½ 杯胡萝卜姜汤**（第 354 页），加入 2 汤匙椰奶调味；锅仔卷心菜**（第 301 页）；1 杯羽衣甘蓝，略微焯水（附录 C——蔬菜烹制指南），或你喜欢的其他绿叶蔬菜，拌入 1 汤匙任选酱料

甜点

2 汤匙烤胡桃（周日已准备好的）

蛋白质：23%　脂肪：49%　碳水化合物：28%　卡路里：640*

准备：打包明天的午餐——锅仔卷心菜；沙拉绿叶菜，另配 1 ~ 2 汤匙黄芥末油醋酱

将加了 2 汤匙椰奶调味的胡萝卜姜汤预留部分，做明晚的晚餐

续表 4

周四（第 11 天）

早餐

黑豆豆腐末

黑豆豆腐末 **（第 283 页），淋上 2 汤匙切达奶酪，1 ~ 2 汤匙酸奶油，½ 只切片的牛油果，或 5 汤匙牛油果沙拉酱

蛋白质：23%　脂肪：55%　碳水化合物：22%　卡路里：455*

准备：准备并打包今天的点心

点心

菲达奶酪火鸡黄瓜船（第 369 页）

午餐

锅仔卷心菜和蔬菜

锅仔卷心菜（昨晚预留的）；2 杯混合绿叶菜，拌入 1 ~ 2 汤匙黄芥末油醋酱（第 334 页）

蛋白质：26%　脂肪：52%　碳水化合物：22%　卡路里：523*

点心

约 ⅓ 杯香烤鹰嘴豆（第 367 页）

晚餐

汤、烤三文鱼和香草蒜香西葫芦

约 1½ 杯胡萝卜姜汤（昨晚预留的），已加入 2 汤匙椰奶调味。三文鱼烤好，分量按每人 283 克计，烤制方法可参考柠檬蒜香三文鱼 **（第 297 页——其他做法）。鱼烤好后，一半做晚餐，另一半留做第二天的午餐。配菜为香草蒜香西葫芦（第 348 页）

甜点

½ 杯水果加 14 克方块黑巧克力

蛋白质：26%　脂肪：51%　碳水化合物：23%　卡路里：598*

准备：打包明天的午餐——三文鱼、芝麻菜和橙子沙拉（参见第 12 天午餐），鱼用预留出来的 140 克三文鱼；芝麻菜另装

续表 5

周五（第 12 天）

早餐

墨西哥乡村蛋饼

用 1 茶匙橄榄油煎鸡蛋 2 个加蛋白 1 个。淋上 $\frac{1}{2}$ 杯牧场酱（第 343 页），2 汤匙切达奶酪碎末。佐以 1 杯树莓加 $\frac{1}{2}$ 杯全脂原味希腊酸奶

蛋白质：25%　脂肪：53%　碳水化合物：22%　卡路里：534*

准备：准备并打包今天的点心

点心

28 克巧克力

午餐

三文鱼、芝麻菜和橘子沙拉

将 142 克三文鱼（昨晚预留的）、$1\frac{1}{2}$ ~ 2 杯芝麻菜或生菜、1 只橙子剥好切碎，另将 $\frac{1}{4}$ 只牛油果切丁。加入 2 汤匙姜豆油醋酱（第 337 页）搅拌均匀

蛋白质：26%　脂肪：52%　碳水化合物：22%　卡路里：474*

点心

$\frac{1}{2}$ 杯毛豆 **（第 371 页）

晚餐

泰式花生丹贝

泰式花生丹贝 **（第 327 页）。配菜为 $\frac{1}{2}$ 根小黄瓜，切片，加盐少许，柠檬汁少许

甜点

1 杯印度奶茶，加入 1 ~ 2 汤匙豆奶或全脂奶

蛋白质：22%　脂肪：53%　碳水化合物：25%　卡路里：680*

准备：打包明天的午餐——三文鱼、芝麻菜和橙子沙拉（参见第 12 天午餐），鱼用预留出来的 140 克三文鱼；芝麻菜另装

周六（第 13 天）

早餐

无谷华夫饼加火鸡培根

不含谷物的华夫饼或薄煎饼加果酱 ** （第 285 页），外加 3 汤匙打发奶油（第 293 页）或者 1 汤匙杏仁酱（第 6 天早餐）；火鸡培根 1 片

额外准备：多准备 1 片火鸡培根，留做阶段 2 第 1 天的午餐

蛋白质：26%　脂肪：51%　碳水化合物：23%　卡路里：441*

准备：准备并打包今天的点心。预留一份无谷华夫饼或薄煎饼加果酱，冷冻起来做阶段 2 第 6 天的餐点

点心

冷切生菜船（第 368 页），酱料任选

午餐

泰式花生丹贝生菜卷

将泰式花生丹贝（昨天晚餐预留的）均分到 3 或 4 片大生菜叶上，要留出足够的空间，以能将叶子卷起裹住馅料为准。撒上豆芽、花生，挤入青柠檬汁

蛋白质：24%　脂肪：48%　碳水化合物：28%　卡路里：562*

点心

小苹果加 28 克奶酪

晚餐

汤、大牧场主鸡和西兰花

奶油菜花浓汤 *** （第 353 页——未加鲜奶油）1½ ~ 2 杯；大牧场主鸡 ** （第 326 页）；1 杯西兰花，开水焯过，加 2 汤匙任选酱料

甜点

28 克方块黑巧克力

蛋白质：27%　脂肪：49%　碳水化合物：24%　卡路里：612*

准备：准备明天的午餐——5 层馅大牧场主鸡，用的是预留的大牧场主鸡；牛油果和最后加的酸奶油另装

续表 7

周日（第 14 天）

早餐

阶段 1 能量果汁

阶段 1 能量果汁（第 292 页）

蛋白质：22%　脂肪：54%　碳水化合物：24%　卡路里：500*

准备：准备并打包今天的点心

点心

小苹果加 2 汤匙花生酱

午餐

5 层馅大牧场主鸡

将 1 杯菠菜叶、113 ~ 142 克大牧场主鸡（昨天晚餐预留的）、½ 杯黑豆和 1 汤匙切达奶酪一层层铺好。烤箱温度设定在 176℃，烤至奶酪融化，菜叶熟软。取出后在上面铺上 ½ 只切片的牛油果，或者 ¼ 杯牛油果沙拉酱加 1 汤匙酸奶油

蛋白质：32%　脂肪：44%　碳水化合物：24%　卡路里：554*

点心

点心任选

晚餐

羊腱

软香羊腱**（第 297 页）；蒜香时蔬（第 345 页）；1 杯蔬菜沙拉（如芹菜、西红柿、胡萝卜各 ⅓ 杯），调味酱任选

额外准备：煮鸡蛋 1 只，留作明日午餐

利用羊肉烹制的时间，准备好烤红薯（第 351 页），采用全薯烤制方法作为明日晚餐

甜点

1 杯浆果

蛋白质：29%　脂肪：49%　碳水化合物：22%　卡路里：613*

准备：准备明天的午餐——科布沙拉（第 323 页），用的是预留的火鸡培根（前一天早餐时准备的）；调料另装

把软香羊腱和烤红薯预留部分，以作明日晚餐

每周准备工作表

阶段 2 第一周饮食计划准备日

注：本工作表准备的是二人量。除非另有说明，否则每道菜按食谱所示烹制一份，或可以按实际需要进行增减。

酱料

- 姜豆油醋酱（第 337 页）

- 柠檬橄榄油调味汁（第 339 页）

- 蜂蜜香醋汁（第 344 页）——取食谱所示量的一半

- 爆炒酱（第 329 页）

- 奶油青柠香菜酱（第 342 页）

下列酱料使用阶段 1 第二周剩下的：

- 黄芥末油醋酱（第 334 页）

- 牧场酱（第 343 页——解冻 1/2 杯）

- 墨西哥香辣蛋黄酱（第 338 页）

点心／烤坚果及瓜子

- 烤 1/3 杯胡桃（见附录 C，第 402 页），周四做胡桃蔓越莓藜麦沙拉时（第 349 页）要用到；烤 1/2 杯花生，留作周一早餐和周日午餐用；另烤 1/4 杯自选坚果，留作周三早餐用，或者将购物单上的生果换成烤好的坚果

· 准备自选点心：

需要准备的食材（一周要用的蛋白质、谷类、汤等）

· 丹贝丁（第 310 页），周二做意式番茄酱炖菜时要用
（第 298 页）

· 如果有任何食谱选择素食版本——另加煎丹贝或豆
腐条（第 309 页），或者丹贝丁（第 310 页）

注：阶段 2 的饮食计划从第 243 页开始。

我的"总觉得饿"的故事

阶段 1 让我明白了两件既重要又符合逻辑的事：第一，
不吃加糖的食物。食物只吃带自然甜味的。一旦食物里另加
了糖，我就觉得身上疼，所以干脆不吃是最好的解决办法。
第二，不吃小麦和含麸质的食品。我对麸质并不过敏，但是
不吃这些食物会让我很自然地感觉好些。我的妻子患有 I 型糖
尿病。自从我们开始了这个减肥项目，她对胰岛素的需要量
降低了（她配有智能型胰岛素泵）。

——保罗·G.，66 岁，伊利诺伊州奥罗拉市

体重减轻：12.5 千克；腰围缩小：11.4 厘米

第七章

阶段 2 —— 重新训练你的脂肪细胞

重要表格及辅助方法

恭喜你，你已经完成了阶段 1，也是整个项目中最难的部分！

如果你与我们试点测试的大部分参与者的情况一下，那你目前应该已减掉了 1～2 千克，但是现在减了多少并不是关键。靠限制热量摄入的饮食方式，头几个星期减肥会比较容易（减掉的这部分重量大多来自体内水分或者肌肉组织，而不是脂肪），之后真正的考验才开始。因为你得费尽心思不让减掉的体重再长回来，而"总觉得饿"的解决方案正好相反。随着计划的推进，减肥会变得越来越容易。如果在过去的两周中，你已经感觉到饥饿感降低、饮食冲动减弱、餐后饱腹感时间延长，或者体力更为充沛（当然最好是所有这些情况都得到了改善），你就可以放下心来，这个减肥方案正在从内而外地起效。

人们在减肥研究实验中减少热量的摄入，体重肯定是会下降的。但是实验一结束，体重往往随即反弹。而经过一段时间的强制进食后，就会出现相反的情况——体重自然回落到原点。这些观察结果让研究人员想到了"体重设定值"这个概念，这个设定值因基因不同而在人与人之间存在差异（见第 8 页）。不过，所谓设定值并不是一成不变的。过去的几十年中，我们的基因并没有发生太大变化，但肥胖人群的比例却在急剧上升。很多人从青少年时期开始，直至中年后期，体重始终在不断增长。显然，环境因素在与基因共同作用下，决定了每个人在不同时间点上的体重设定值。

我们这个减肥计划，通过调整食物品质、睡眠、压力和运动量，减轻胰岛素抵抗和慢性炎症，从而降低体重设定值。*在这一计划中，一开始，你的体重可能比吃常规的减肥餐减得慢，但你和自己的身体是在合作，而不是相互较量。你不必与越来越强的饥饿感和越来越弱的减肥动力作斗争。

我的"总觉得饿"的故事

说实话，我简直不知道怎么形容我此刻的感受。反正就是太兴奋了。吃得这么好，感觉这么好，还有，我都不敢相信，我的体重减下来了？我的体重从来就没有受过控制！

——南·T.，53岁，亚拉巴马州伯明翰市

体重减轻：3.4千克；腰围缩小：2.5厘米

阶段2的持续时间可能从一两个月到六个月不等，甚至更长时间，这要视你的初始体重和其他个人因素而定。到了一定时间，你会发现你得吃更多的食物才能消除饥饿感，在餐后有饱腹感，而你体重减轻的速度也会慢下来。出现这些迹象，说明你的身体已经将积存的大部分多余的脂肪燃烧掉了，现在需要依靠你更多地摄取食物来满足身体的能量需求。

---

* 如果你的体重已经处于理想状态，而出于健康目的又想采用本减肥方案，那么你的体重设定值不会发生改变。

你的体重可能会继续下降一段时间，而其他健康益处也会随之而来，不过可见的变化会变得更加细微。从那以后，持续性就成了新的目标，那就是要在今后的日子里让健康的饮食和生活方式变得更容易、更有乐趣，同时更为自然。不管你的最佳体重是多少，"总觉得饿"的解决方案都能帮助你达成目标（阶段 1 和阶段 2），并且能一直保持下去（阶段 3）。

  阶段 2 饮食计划的基本构成与阶段 1 相同，但可选的食物范围更广泛，因此更为灵活，更具有持续性。如第 136 页的图表所示，脂肪摄入量会略微降低（降至所需热量总量的40%），碳水化合物摄入量会略微上升（至 35%），而蛋白质的比例则保持不变（25%）。进入这一阶段，你可以适量添加全谷物食品、淀粉类蔬菜（土豆除外）以及热带水果和瓜类水果。如果你愿意，也可以在甜点或者咖啡和茶里少量加一些自然甜味剂（如蜂蜜或枫糖）。

阶段 2 生命支持因素

  到目前为止，"总觉得饿"的解决方案已经进行了几周，你可能已经开始感受到新的运动、睡眠和减压方式带来的益处。可能你的体力更充沛了，喜欢上了每日饭后散步。希望你感觉更放松了，压力也没那么大了。在阶段 2 中，我们要把阶段 1 的成果继续发扬光大，加速减肥进程。

运动

在第五章中，我们已经谈到，"总觉得饿"的解决方案强调的，不是要多燃烧卡路里，而是通过令人愉悦的锻炼来调整人体的新陈代谢。进入阶段 2，每天的饭后散步仍要继续进行，此外还要增加 30 ~ 40 分钟令人愉悦的、中等至高强度的运动，一周三到四次即可（视你的身体状况及医生建议而定）。只要你喜欢，你可以快步走，慢跑或者徒步旅行，报班学尊巴舞或者瑜伽，在花园里忙活忙活，或者打打网球。选择能让你的呼吸略微加快的运动，加快到不影响说话，但唱歌比较难的程度。想一想哪些运动对你最有吸引力也对你最有效。什么最能让你忘了时间，是跳舞，打球，还是游泳？

我的"总觉得饿"的故事

我有个计步器，每天都戴着。自从参加了这个项目，我的体力好得不得了，每天忙着做这个吃做那个吃，一天下来我平均多走了 3 000 ~ 4 000 步！

——丽莎·E., 43 岁, 佛罗里达州杰克逊维尔市

体重减轻：2.5 千克；腰围缩小：10 厘米

睡眠

通过 14 天的减肥，你是不是感觉睡觉更香了？休息得更好了，心情更平和了？在阶段 2，根据你自己的需求，进一步完善睡前习惯，让它自然地融入你的日常生活。要记得，充足的优质睡眠是调节新陈代谢、保证身体健康的最佳方式之一。

减压

5 分钟的减压练习是不是让你感觉一天的心情更平和了？减压与睡眠、运动和饮食的共同作用，能帮助脂肪细胞平静下来、打开细胞并把其中储存的多余热量释放回身体，让减肥自然而然地发生。进入阶段 2，是时候多加一次减压练习了。为了取得最佳效果，要把两次练习间隔开，第一次练习在早上或者刚到下午的时候，第二次练习在晚上。

如果坚持这样做有困难，可以换一个方法。减压并不是一定要盘起腿来静静地冥想。可以在一天中最让你紧张的时候，听听指导录音展开想象，读读让人思绪飞扬的诗作，或者在室外漫步几分钟。只要能将你与纷扰的外界隔绝开来，舒缓你紧张的心情，什么事都可以尝试着去做。不管一天多么忙碌，你都该拥有属于自己的短暂时刻。

其他支持措施

想想你的终极目标　你是不是已经感受到了这个减肥方案给你带来的一些益处，比如精力更充沛、情绪更稳定，还有体重在减轻？如果是，你可能已经是动力十足了！不过，要想将生命支持因素长期地坚持下去，还要将这些改变与你想减肥、想更健康的最重要原因联系起来，它就是你的终极目标。如果你还没有找到你的终极目标小提示，花点时间，现在就动手。你可以简单地在便利贴上写几个字，贴在浴室的镜子上。把你的终极目标贴在镜子正面中间的位置，这样可以帮助你避免自拆台脚的行为，让你始终保持在正轨上。

评估"如果—就"方案　你的"如果—就"方案有效吗？花几分钟时间对你遇到的种种障碍进行分析，并为这些情境设计出额外的"如果—就"方案。

我的"总觉得饿"的故事

去年冬天，我们这里的雪大得不得了。有四天，我只能睡在工作的医院里。我发现如果坚持吃简单的食物，就能在食堂里找到可吃的东西：奶酪、鹰嘴豆泥、胡萝卜、水果等等之类的。事实上我觉得挺容易的。结果在别人因为冬天天气恶劣而增肥的时候，我的体重每周都会下降一点点。

——蕾妮·B.，49岁，马萨诸塞州西罗克斯伯里市

体重减轻：6千克；腰围缩小：15厘米

坚持跟踪记录　填写每日跟踪表和每月进度图，是不是有助你观察自己对这个项目的反应模式？你的饥饿感、食欲、精力水平以及体重是否在朝着期望的方向发展？不要停止跟踪。这些跟踪记录工具，随着你完成阶段 2 进入阶段 3，将扮演越来越重要的角色。

吸取经验教训　人无完人。总有些时候你会一时放纵，吃了太多不合适的食物，造成了负面影响。可能是参加聚会，一时兴起吃了太多的蛋糕和冰激凌。也可能是早晨出门太赶，匆忙中抓了个面包圈做早餐，而没有吃更有营养更均衡的东西。结果，很快你就觉得不舒服，体力也下降了，脾气也暴躁了，说不定头也疼起来了。没几个小时，肚子就饿得咕咕叫，苦苦与想吃东西的念头搏斗着。在这种时候，很重要的一点，就是不要对自己太苛刻。不要自怨自艾。记住，回归正轨，只一餐之隔。与其就此把自己鞭挞得一无是处，不如把这些小挫折当作自然发生的实验，抓住这些机会了解自己的身体对不同的食物品质作何反应，从中更多了解自己的身体到底需要什么。（每日跟踪表和每月进度图的目的正在于此。）只要留心，这些经验教训就可以成为你健康之路上强有力的导引。

我的"总觉得饿"的故事

我不再怀疑是自己出了什么"问题",我开始这样想"下次我会做出更好的选择。"这样的想法,比我从前的想法不知健康多少,也让我快乐了很多。我不再因为没能抵抗像犯瘾一样的食欲而贬低自己。

——帕特·M.,66 岁,明尼苏达州枫林镇

体重减轻:1.8 千克;腰围缩小:1.3 厘米

阶段 2 辅助方法

本节会为你提供一个完整的 7 天饮食计划(见表 7-1),让你能更轻松地向阶段 2 的营养比例过渡,达到蛋白质 25%、脂肪 40% 和碳水化合物 35%。另有更为详细的指导及其他工具,帮助你构建自己的饮食计划,面对出外就餐的挑战。

阶段 2 的饮食准备

本阶段,碳水化合物的比例会有所上升,脂肪的比例会有所下降,食物的选择范围更为灵活。除了阶段 1 中列出的碳水化合物外,全谷物食品(见附录 C 的"烹制全谷物食品指南")和淀粉类蔬菜(土豆除外)也被添加了进来。阶段 2 的饮食要遵守的基本原则如下表:

表7-1 阶段2要遵守的基本原则

先从优质蛋白质开始	按需增加蛋白质	加入脂肪	然后加入非淀粉类碳水化合物	最后加入淀粉类蔬菜或全谷物
高蛋白/高脂肪： 脂肪含量较高的肉或鱼，带皮的禽类（110～168克） 高蛋白/低脂肪： 瘦肉或脂肪含量较少的鱼，不带皮的禽类（110～168克） 冷切肉（110～168克） 蛋白粉（28克左右） 低蛋白/高脂肪： 丹贝，豆腐（110～168克） 鸡蛋（3个） 奶酪（84克）	对蛋白质含量略低的食物，需再添加另一份蛋白质： 希腊酸奶（½杯） 豆类（½杯） 奶酪（450～900克） 坚果或坚果酱（2～3汤匙）	对脂肪含量较低的食物，要再加一份较大的脂肪： 调味（1～2汤匙） 食用（2～3茶匙） 鲜奶油或罐装椰奶（1～3汤匙） 坚果或坚果酱（1～2汤匙） ⅓只牛油果 对脂肪含量较高的食物，要再加一份较小的脂肪： 调味（2～4茶匙） 食用（1～2茶匙） 鲜奶油或罐装椰奶（2～4茶匙） 坚果或坚果酱（2～3茶匙） 牛油果，少数几片	如果食物中目前没有碳水化合物，可从下列食物中选一份添加： 豆类或豆类的汤（½杯） 蔬菜汤（如胡萝卜汤）（1杯） 非热带水果（1杯） 注： 非淀粉类蔬菜可以随意添加（如蔬菜沙拉、熟的蔬菜等）。	全谷物（糙米、麦仁、藜麦、大麦、燕麦碎粒，*等等） 红薯或山药（不是土豆） 南瓜（橡子南瓜、奶油南瓜、青皮南瓜、日本南瓜） 注： 每分量约为½杯。

* 燕麦碎粒(与厚燕麦片相比)保留了大部分的麦粒结构,是一个可接受的选项。

我的"总觉得饿"的故事

我的味蕾已经变了，它现在只认饮食计划中的美味食物，对加工食品不感兴趣了。若是以前，我不会相信，但现在对我来说这就是活生生的事实。

——丹·B., 45 岁, 犹他州李海市

体重减轻:6.8 千克；腰围缩小：2.5 厘米

自己做点心

在阶段 2 和阶段 3，点心属于可选项，视个人需要而定。有些人一天总要吃一两次点心，而有些人偶尔才吃一次。与以往一样,对于点心还是采取饿了就吃的策略。推荐的点心有：

- 全脂（4%）乡村奶酪加水果
- 全脂希腊酸奶、各种浆果加一小坨花生酱(我的最爱！)
- 2 只水煮蛋加几粒葡萄
- 冷切肉（熟肉或素肉）加蛋黄酱裹在生菜里，外加胡萝卜
- 一把烤坚果

也可以从下面这些点心食谱里选，这些食谱适用于所有阶段。（这些点心也可以做配菜或开胃菜。）

- 菲达奶酪火鸡黄瓜船（第 369 页）
- 冷切生菜船（第 368 页）

- 烟熏三文鱼和莳萝奶油奶酪拌黄瓜片（第 370 页）

- 家常鹰嘴豆泥（第 363 页）

- 毛豆（第 371 页）

- 混合坚果（第 365 页）

- 一把香辣南瓜子（第 366 页）

- 香烤鹰嘴豆（第 367 页）

- 奶酪斑豆泥（第 364 页）

- 一片吃剩的路德维希医生最爱的意式蛋饼（第 287 页）

堂食及外卖推荐菜单

出门在外，或者忙得没时间在家做饭时，下面这些建议可以帮助你不走弯路。

如果在美国的普通小餐厅，应该点……
- 蛋白质（肉、鱼、鸡、蛋、豆腐——110 ~ 168 克）
- 橄榄油烹制的蔬菜
- 全脂调味酱调出的沙拉
- 豆类及 / 或小份全谷食品
- 汤（可选）
- 甜点：新鲜浆果加黑巧克力和坚果

如果在地中海 / 希腊 / 意大利餐馆，应该点……

- 新鲜的鱼、鸡或肉（不加面包的）

- 用橄榄油烹制或调味的蔬菜配菜

- 鹰嘴豆泥或扁豆沙拉（不要比塔饼——要配新鲜胡萝卜、芹菜、萝卜、红甜椒片或者其他脆口蔬菜）

- 橄榄酱

- 橄榄和菲达奶酪

- 希腊沙拉

- 塔博勒沙拉（加碾碎的干小麦）

- 意大利卡普里沙拉（加新鲜的马苏里拉奶酪）

- 甜点：水果加无糖希腊酸奶，可以加一点点蜂蜜（可选）

如果在亚洲餐馆，应该点……

- 咖喱煮的豆腐、肉、鸡，或者鱼（不要米饭！）

- 生鱼片（不是寿司，寿司里的白米饭加了糖）

- 炒蔬菜

- 味噌汤或者椰奶汤

- 清炒时蔬

- 糙米（如果有的话）

- 甜点：水果

如果在墨西哥餐馆，应该点……

- 墨西哥烤肉，用生菜叶卷，不要用玉米薄饼卷

- 不要饼的墨西哥卷饼——用碗装豆子、鸡肉、蔬菜、

奶酪、牛油果沙拉酱、生菜、番茄、酸奶油

- 墨西哥辣豆汤或黑豆汤，倒上酸奶油或奶酪

- 牛油果沙拉酱拌萝卜、茴香、黄瓜、豆薯或者其他脆口蔬菜

- 糙米（如果有的话）

如果在沙拉吧，应该点……

点一份罗曼生菜、菠菜或其他绿叶菜，然后加：

- 鸡肉、吞拿鱼、豆腐

- 沙丁鱼（或者在你包里装一听以备不时之需）

- 烟熏三文鱼

- 白煮蛋

- 非淀粉类蔬菜任选

- 坚果

- 豆类（鹰嘴豆、鹰嘴豆泥、扁豆、黑豆）

- 牛油果

- 橄榄

- 奶酪碎

- 乡村奶酪

- 全谷食品（如麦仁或藜麦）

- 全脂调味酱（不加糖）

- 汤（不以土豆为主料）

- 甜点：水果（可以从咖啡台取些奶油倒在上面）

如果在便利店 / 熟食店，应该点……

- 混合坚果

- 冷切肉或全熟水煮蛋、全脂奶酪条和苹果

- 生菜卷烟熏三文鱼加奶油奶酪、番茄和洋葱

- 无糖希腊酸奶、蓝莓和一包腰果

- 鹰嘴豆泥（浇橄榄油），加胡萝卜、芹菜、圣女果或大甜椒

阶段 2 成功诀窍

结合起始体重和其他个人因素（见第 127 页）的考虑，你可能会在阶段 2 停留相当长一段时间。等你熟悉了基本的饮食计划，就可以大胆去尝试新食材、新菜谱，以保持对食物的新鲜感。（www.alwayshungrybook.com 会定期更新食谱。）

享用未加工的全谷食物 每天最多可以吃三份的量，但是每顿不要超过一份。一份大约是半杯做好的全谷食物，比如糙米、燕麦碎粒或者藜麦。在进入阶段 3 之前，要避免摄入精制谷类，比如面包、意大利面、白米饭，还有咸饼干（包括全麦面粉制作的食品）。

吃一点淀粉类蔬菜（如果你喜欢） 每天吃大约 ½ 杯的煮玉米（严格地讲,这也属于谷物）、洋芋或者红薯,是可以的。只是在进入阶段 3 之前,不要吃土豆。豆类不属于淀粉类蔬菜,想什么时候吃都可以。

淀粉类蔬菜和谷物不要同食 一顿饭中，或者吃½杯谷物，或者吃½杯淀粉类蔬菜，但是两者不要同时吃。（或者也可以每样取半份，比如¼杯豌豆加¼杯熟藜麦。）

加点儿蜂蜜或枫糖（如果你喜欢） 进入阶段2，你可以每天吃不超过3茶匙的蜂蜜或枫糖。这两种天然的甜味剂甜度很高，所以不需要加太多，而且它们本身也含有一些对人体有益的植物营养素。在这个阶段，要避免使用白糖和其他精加工的甜味剂。甜菊糖是一种不含热量的草本萃取物，少量使用是可以的，但是大量使用时会对人体新陈代谢造成什么样的影响，目前还缺乏充分的研究证据。而且任何强力甜味剂都有可能会干扰摆脱对糖依赖的过程。

我的"总觉得饿"的故事

周末我吃了只菠萝，感觉这菠萝甜得过分了！我简直不敢相信，自己的味觉在如此短的时间内发生了如此大的变化。

——琳恩·B.，33岁，马萨诸塞州绍斯伯勒市

体重减轻：5千克；腰围缩小：无数据

同类相替 与阶段1一样，主要营养成分相似的食物，可以彼此相互替换。比如苹果和梨、糙米和藜麦、豆腐和鸡肉等。（详情见表5-1）

开始时要严格执行阶段2第一周的饮食计划 甚至可以把饮食计划从头重复一遍，摸索营养成分和食物的最佳搭配。

然后就可以拓展饮食计划　在沿用饮食计划一两周之后，你可以开始自己制订自己的食谱，具体可参见第 234 页。只要你愿意，你可以随时使用饮食计划，无论是为了准备一餐饭，还是准备一日三餐。

尝试不同的分量　在阶段 2，要练习关注自己身体发出的重要信号，比如饥饿感、饱腹感、精力水平等。在第五章我们谈到，小孩子对这些信号会自动接受并做出反应，而我们这些成年人，习惯了食物总是超大分量的现代生活，对这些信号的反应似乎已经迟钝了。尝试不同的分量，找出最适合自己的，目标是饱而不撑。通过这样的训练和尝试，你会重新发现自己的身体到底需要多少食物，也能知道不同情况下该如何调整食物量（比如某一天你的活动量特别大，该吃多少分量的食物）。问问自己：

- 每餐前我都有适度的饥饿感吗？餐后有舒畅的饱腹感吗？

- 我是定时进餐，还是进餐时间混乱，让身体吃不消呢？晚上会觉得饿吗？

- 如果我总是想着某些食物，那这些食物到底是什么？这种特别想吃的欲望，在传递什么信息？（比如，我特别想吃脆脆的、有嚼头的东西，是不是说明我应该在饮食中多加些新鲜蔬菜？）

- 在睡眠不足、压力过大，或者饮食紊乱的时候，我是不是特别想吃碳水化合物？

我的"总觉得饿"的故事

关于饥饿，我今天突然有了一点儿感悟。如果我总是念念不忘巧克力，我可以把它当作一个信号，说明身体需要食物了。这样我就不会任由自己的欲望摆布，而是把它当作一个提醒，提醒自己该采取些积极行动，比如去找些实实在在的正经食物。没有什么比这种思维方式的转变，更能给一个女孩希望，她的人生从此不会再受控于对巧克力的嗜好。

——帕特·M., 66岁，明尼苏达州枫林镇

体重减轻：1.8千克；腰围缩小：1.3厘米

记住，你可以随时回到阶段1的饮食计划。阶段1的食谱用在阶段2完全没有问题。而且对一些人来说，比如糖尿病前期患者，可能坚持阶段1的营养搭配效果会更好。不过，阶段2的饮食计划灵活性更高，尤其是在外出就餐的时候，因此对大多数人而言，更易于长期坚持。

阶段 2 饮食计划

从遵守第 244 页的饮食计划开始，你就进入了阶段 2。与阶段 1 一样，在第一周刚开始的时候，先将饮食计划或菜单一览表（网上）大致浏览一遍，并根据个人喜好修改调整。然后登录 www.alwayshungrybook.com，将阶段 2 购物清单下载下来。这些购物清单可以合在一起使用，比如仅周日去购物一次，也可以分开使用，比如周三和周日各购物一次。这只是我们的建议，你可以根据个人需要调整修改。在这之后的几个星期里，你就可以利用空白的饮食计划表和每周准备工作表自己制订食谱了。"阶段 2 饮食计划执行表"见表 7-2。

在阶段 2 的饮食计划中，如果你在两餐之间觉得饿，可以自行决定吃什么点心。如果正餐的蛋白质比例低于 25%，点心就选择高蛋白的，反之亦然。和阶段 1 一样，阶段 2 饮食计划的设计分量也是二人量，食材按份计，不管家里几口人，成比例添加就好了。如果你只需做自己一个人的饭，可以相应减量或者参照 www.alwayshungrybook.com 网站上的简化版饮食计划。

表 7-2 阶段 2 饮食计划执行表

周一（第 1 天）

早餐

草莓无花果酸奶加坚果

原味全脂希腊酸奶 1 杯，草莓 1 杯，对半切，无花果干 2 只切丁，蜂蜜 1 茶匙，另加花生或其他坚果 2 汤匙

蛋白质：24%　脂肪：41%　碳水化合物：35%　卡路里：432*

准备：准备并打包今天的点心

午餐

科布沙拉

科布沙拉 **（第 323 页）；浆果或其他时令水果 1 杯

蛋白质：26%　脂肪：41%　碳水化合物：33%　卡路里：544*

晚餐

羊腱、烤红薯和芦笋

软香羊腱 **（第 297 页）（阶段 1，第 14 天的晚餐）；烤红薯（第 351 页——其他做法之烤全薯）（阶段 1，第 14 天的额外准备）；6～10 根芦笋（烤、焯或者蒸——见附录 C——"蔬菜烹制指南"）

额外准备：

烹制红扁豆汤（第 356 页），作为第 4 天的午餐（按食谱所示量足量制作，将多出的几份冷冻起来备用）

甜点

中等大小的梨 1 只。

蛋白质：27%　脂肪：40%　碳水化合物：33%　卡路里：673*

准备：准备明天的午餐——碎麦鲜虾沙拉（第 324 页）

---

  *　表里的卡路里数字仅作为食材的热量，不作为限制食物摄入的衡量标准。

  **　如准备二人量，请按食谱所示足量准备，并按照准备部分备注要求，为下一顿预留一份。

  ***　如准备二人量，请将食谱所示量减半。

周二（第 2 天）

早餐

黑豆豆腐末

黑豆豆腐末 *** （第 283 页）加 ¼ 杯牧场酱（第 343 页）、3 汤匙切达奶酪碎，1 汤匙牛油果沙拉酱或一大片牛油果。另配新鲜水果 1 杯

蛋白质：21%　脂肪：42%　碳水化合物：37%　卡路里：528*

准备：准备并打包今天的点心

午餐

碎麦鲜虾沙拉

碎麦鲜虾沙拉 ** （第 324 页）

蛋白质：23%　脂肪：46%　碳水化合物：31%　卡路里：539*

晚餐

意式番茄酱炖菜

意式番茄酱炖菜 ** （丹贝版——第 299 页）；½ 杯熟藜麦

额外准备：

按 ¾ 杯干藜麦准备每人份（第 400 页——"全谷食物烹制指南"），煮熟后，体积会膨胀到大约 2¼ 杯。今天的晚餐是每人 ½ 杯熟藜麦，为明日午餐预留每人 ½ 杯，为第 5 天的早餐预留每人 ⅓ 杯。其余的做成胡桃蔓越莓藜麦沙拉（第 349 页），作为第 4 天的晚餐和第 5 天的午餐

甜点

1 杯印度奶茶，加入 1 ~ 2 汤匙豆奶或全脂奶，另加 1 茶匙蜂蜜

蛋白质：21%　脂肪：46%　碳水化合物：33%　卡路里：560*

准备：准备明天的午餐——意式番茄酱炖菜（丹贝版）；½ 杯藜麦

把剩下的藜麦保存起来，准备第 4 天做胡桃蔓越莓藜麦沙拉用，另外第 5 天的早餐也要用到

开始煮慢煲燕麦粥，煮过夜 *** （第 289 页）

续表 2

周三（第 3 天）

早餐

慢煲燕麦粥

把慢煲燕麦粥＊＊＊热好。每份粥上撒入 2 汤匙坚果和 ½ 杯蓝莓。另用 ½ 茶匙橄榄油炒 2 个鸡蛋，作为配菜

蛋白质：22%　脂肪：44%　碳水化合物：34%　卡路里：523＊

准备：准备并打包今天的点心

午餐

意式番茄酱炖菜

意式番茄酱炖菜（丹贝版——昨天晚餐预留）；½ 杯熟藜麦（昨晚额外准备的）

蛋白质：21%　脂肪：47%　碳水化合物：32%　卡路里：540＊

晚餐

墨西哥鸡丝、意式小米玉米粥

墨西哥鸡丝＊＊（第 307 页）；意式小米玉米粥＊＊＊（第 346 页）；1 杯焯好的羽衣甘蓝或者其他绿叶蔬菜，淋上 2 汤匙奶油青柠香菜酱调味（第 342 页）

甜点

1 杯草莓，配上 ⅓ 杯原味全脂希腊酸奶和 1 茶匙蜂蜜

蛋白质：25%　脂肪：40%　碳水化合物：35%　卡路里：618＊

准备：准备明天的午餐——墨西哥鸡丝和玉米沙拉（参见第 4 天的午餐），将预留的墨西哥鸡丝利用起来；生菜另装，明日吃时再放入

将其余两份墨西哥鸡丝冷冻好，备用

续表 3

周四（第 4 天）

早餐

阶段 2 能量果汁

花生酱香蕉能量果汁（第 283 页）

蛋白质：25%　脂肪：41%　碳水化合物：34%　卡路里：442*

准备：准备并打包今天的点心

午餐

红扁豆汤、墨西哥鸡丝、玉米沙拉加墨西哥香辣蛋黄酱

红扁豆汤约 1½ 杯（第 356 页）（第 1 天额外准备的）。制作沙拉需要将 ½ 杯墨西哥鸡丝（昨天晚餐预留）、⅓ 杯玉米、½ 杯番茄丁、½ 杯红甜椒丁混合，加入 2 汤匙香辣蛋黄酱（第 338 页）或奶油青柠香菜酱（第 342 页）。最后撒入 1 杯沙拉用绿叶菜

蛋白质：26%　脂肪：38%　碳水化合物：36%　卡路里：586*

晚餐

烤三文鱼、藜麦沙拉和蒸奶油南瓜

三文鱼烤好，分量按每人 250 克计，烤制方法可参考柠檬蒜香烤鱼 **（第 297 页——其他做法）。鱼烤好后，140 克做晚餐，其余 110 克做明日午餐。胡桃蔓越莓藜麦沙拉（第 349 页），用第 2 天额外准备时预留的藜麦；¾ 杯蒸奶油南瓜（多准备 ⅔ 杯，留作明日午餐）

额外准备：

制作椰汁腰果酥 **（第 357 页），按 6 块量做，留作明晚的甜点

甜点

时令水果羹（第 362 页）（煮梨汤为此餐绝配）

蛋白质：22%　脂肪：42%　碳水化合物：36%　卡路里：628*

准备：准备明天的午餐——预留的三文鱼、胡桃蔓越莓藜麦沙拉、蒸奶油南瓜；½ 杯水果

按每人 1 杯量，将糙米泡上（第 400 页——"全谷食物烹制指南"）。可选：可多泡些备用

续表 4

周五（第 5 天）

早餐

菠菜番茄藜麦炒蛋

鸡蛋 2 个，用 1 茶匙橄榄油翻炒，加嫩菠菜叶 1 杯、中等大小番茄 1 只切丁、⅓ 杯熟藜麦，最后撒上 1～2 汤匙切达奶酪碎。佐以 ½ 杯原味全脂希腊酸奶拌水果 1 杯。还可以加 1 茶匙蜂蜜

额外准备：将糙米煮好，晚餐需要

蛋白质：24%   脂肪：42%   碳水化合物：34%   卡路里：520*

准备：准备并打包今天的点心

午餐

蒜香柠檬烤三文鱼

烤三文鱼、胡桃蔓越莓藜麦沙拉（第 349 页），和 ⅔ 杯蒸奶油南瓜。佐以 ½ 杯水果

蛋白质：24%   脂肪：43%   碳水化合物：33%   卡路里：557*

晚餐

糙米饭配炒鸡肉

炒鸡肉或炒豆腐**——参见阶段 2 和阶段 3 ——糙米的其他做法（第 295 页）

甜点

椰汁腰果酥（昨晚已备好）1 块，其余的留待以后食用

蛋白质：28%   脂肪：38%   碳水化合物：34%   卡路里：644*

准备：准备明天的午餐——生菜卷（参见第 6 天午餐），将预留的糙米饭和炒鸡肉利用起来；生菜和调味酱另装。再装一只橘子

周六（第 6 天）

早餐

无谷华夫饼和火鸡培根

不含谷物的华夫饼或薄烤饼加果酱 **（把阶段 1 第 13 天预留的早餐热好），上面加 1 汤匙打发奶油（第 293 页）；火鸡培根 1 片

蛋白质：26%　脂肪：43%　碳水化合物：31%　卡路里：428*

准备：准备并打包今天的点心

午餐

鸡肉生菜卷配上姜豆油醋酱

把午餐分量的炒鸡肉或炒豆腐（昨晚留出），等分在 3 或 4 片大生菜叶上。生菜叶要留出足够的空间，以能将叶子卷起裹住馅料为准。另找一个小碟，倒入 1 ~ 2 汤匙姜豆油醋酱（第 337 页），作为生菜卷的蘸料。

餐后再加 1 只橘子

蛋白质：25%　脂肪：40%　碳水化合物：35%　卡路里：459*

晚餐

豆麦牛肉煲

豆麦牛肉（或豆腐）煲（第 299 页）*

甜点

香梨草莓脆（第 358 页）

蛋白质：25%　脂肪：34%　碳水化合物：41%　卡路里：617*

准备：准备明天的午餐——豆麦牛肉（或豆腐）煲，另加一把菠菜叶，14 克黑巧克力，外加 1 汤匙花生（周日已备好）

续表 6

周日（第 7 天）

早餐

意式蛋饼

路德维希医生最爱的意式蛋饼 **（第 288 页——阶段 2 其他做法），佐以加入 1 汤匙酸奶油的黑豆 ½ 杯，外加 1 杯添加了 2 汤匙原味全脂希腊酸奶的水果

蛋白质：23%　脂肪：41%　碳水化合物：36%　卡路里：438*

准备：准备并打包今天的点心

午餐

豆麦牛肉煲

豆麦牛肉（或豆腐）煲（第 299 页），加上一把菠菜叶；14 克黑巧克力，外加 1 汤匙花生

蛋白质：27%　脂肪：37%　碳水化合物：36%　卡路里：566*

晚餐

蜂蜜香醋腌鳕鱼、烤红薯、羽衣甘蓝拌胡萝卜醋栗

140 克蜂蜜香醋腌鳕鱼 ***（第 318 页）；烤红薯 **（第 351 页）；羽衣甘蓝拌胡萝卜醋栗 ***（第 347 页）

甜点

时令水果羹 ***（第 362 页），加入 3 汤匙巧克力酱 ***（第 362 页）

蛋白质：23%　脂肪：41%　碳水化合物：36%　卡路里：672*

准备：准备明天的午餐

将预留的烤红薯收好备用

在执行阶段 2 饮食计划一到两周后，你就可以宣告出师了！现在你可以自己设计饮食计划，把到目前为止在这个项目中学到的知识统统利用起来。在每周定好的准备日兼采购日，把空白的饮食计划表（可登录 www.alwayshungrybook.com 下载）填好，为接下来的几天尽可能多选些食谱出来。（可以考虑把这张表贴在冰箱上，随时把下周想尝试的食材食谱记录下来。）不论是阶段 1 还是阶段 2 的食谱，都可以选择。或者，也可以自己设计，如果需要，可参照"基本原则"（阶段 1，第 196 页；阶段 2，第 234 页）、"生菜卷"（第 197 页）、"堂食与外卖推荐菜单"（第 236 页）和"分阶段制订饮食计划"（第 138 页）来进行。等把一整周的蓝图都设计好了，就可以在空白的每周准备工作表上记下需要制作的调味酱、点心、烤坚果需要提前准备的主要食材，以及需要提前做好并冷冻起来的炖菜等，然后把需要购买的食物写在购物单上（模板可上网下载）。

最受欢迎的食材

下面这几种"总觉得饿"的解决方案中的主食，不但能让做饭变得轻松简单，同时还能保证食物的美味可口。以下主食清单可根据个人（和家人）的喜好进行修改。

酱料：

- 墨西哥香辣蛋黄酱

- 奶油莳萝酱

- 姜豆油醋酱

- 柠檬橄榄油调味汁

- 黄芥末油醋酱

- 牧场酱

- 塔塔酱

其他 _____

瓜子／坚果：

烤坚果

- 杏仁

- 腰果

- 胡桃

- 核桃

烤瓜子

- 南瓜子

- 葵花子

混合坚果

达不到目标体重怎么办?

阶段 2 的目标,是要重新设置你的体重设定值,把它降低到一个适合你身体的新水平。对于一部分人来说,结果就能说明一切,他们的体重在持续下降,直至达到个人的减重目标,BMI 也进入理想范围。但是也有一部分人,他们的减肥速度会放慢,或者就是达不到个人目标。如果你属于第二种情况,不妨问问自己这些问题:

我是不是对所有的碳水化合物都特别敏感? 这个问题我们会在第八章中细述,的确每个人对精制碳水化合物的反应是不一样的。(阶段 3 的设计,就是为了帮助你了解你对这些食物的耐受性。)有一部分人,可能是受糖尿病家族史或其他个人因素的影响,最好限制所有高糖碳水化合物的摄入(见第 385 页附录 A),即使是未经过加工的全谷食物也要忌口。在阶段 1 没有食用任何淀粉类食物或者添加糖的时候,你的身体反应是不是很好?你的饥饿感和饮食冲动,是不是在阶段 2 添加了这些食物后变得强烈了?如果你的答案是肯定的,那就暂时减少或者避免食用谷物类、薯类以及添加糖,与此同时增加脂肪的摄入量(如坚果、橄榄油等)。要保证每一餐以及大部分点心中都含有蛋白质。这样观察一段时间,看看你的减肥速度会不会回升。

我是否听从了身体发出的体重控制信号? "总觉得饿"的解决方案的基本目标,是把重心从一刀切的外部衡量手段

（卡路里），转向身体内部的体重控制系统。你给身体提供合适的食物搭配，身体就能更准确地告诉你它需要多少食物，什么时候正好饱。而给予注意很重要。吃的时候要专注，要找到每顿饭吃得饱却又不会撑得难受的点。达到这个点，就停下来不要再吃了。为了和大家合拍（如果其他人还在吃的话），可以喝杯咖啡或者茶，为这顿饭画上一个完美的句号。有一些人经过这么多年，对身体发出的体重控制信号已经完全麻痹了。如果是这样，就需要经过一段时间的练习。在两餐之间，也要仔细聆听你的身体。如果你觉得饿了，可下一顿饭还要等很久，那就吃些健康的点心。饿的时间太长，只会为下一顿埋下暴饮暴食的种子。

我的"总觉得饿"的故事

我和大多数人一样，都想要立竿见影的效果。过去参加那些减肥项目，我从来坚持不过两三个月。而这个项目让我吃饭时更专注，对餐前餐后自己的感受更留心。听从自己的直觉来吃东西。

——伊丽莎白·R.，39岁，马萨诸塞州波士顿市

体重减轻：3.6千克；腰围缩小：1.3厘米

我的去脂体重是不是比较低？ 事实上，大部分体脂肪含量高的人，去脂体重也会比较高，这是因为他们的肌肉在每天负荷多余重量的过程中，得到了定期锻炼。但是也有些一

部分人,他们的肌肉重量特别低。造成这种情况的原因有很多,比如出生体重过低、常年缺乏锻炼、患有某些慢性病,或者长期使用类固醇药物等。如果你属于这种情况,那么你的新陈代谢可能会比较慢,减肥也更为不易。你可以考虑加大运动量,超过阶段 2 推荐的常规运动量,特别要将力量训练(健身运动)和有氧运动包括进去。

我是否过度缺乏睡眠或者压力过大了? 缺乏睡眠会造成压力大,而压力过大又会影响睡眠。不管是哪一种,都会影响新陈代谢,进而影响减肥。可以重新开始阶段 2 的睡眠及减压练习。如果你正经历个人生活或者职业发展的重大挑战,觉得压力太大,自己无力排解,可以考虑向信任的朋友,或者精神健康专业人士求助。

我是否饮酒过量? 是不是一周的大部分日子你都会喝一些酒?或者经常都是一天喝不止一两杯?你依赖酒精来减压吗?考虑一下戒酒几周,利用其他的方式来帮助自己减压,轻松面对日常生活。

我是否有潜在的健康问题? 长期精力不足、白日过度昏沉嗜睡、极度畏寒、长期便秘、头发干枯、皮肤干燥,以及女性出现原因不明的月经周期改变,都有可能是某种疾病的征兆,比如甲状腺功能减退或者睡眠呼吸暂停。如果你严格遵照减肥方案的要求执行,体重却无法减轻,而且还出现了身体状况让人忧虑的变化,请与医生详谈。

我的个人减肥目标是否现实? 即使是在理想状态下,有些人还是会比别人体重重一些，这是肯定的。如今美的标准已经被严重扭曲了，媒体上出现的都是超级瘦的时装模特形象（这些形象已经被电脑处理得失真了）。所以除了考虑体重，还要将开始减肥后身体出现的其他变化也考虑进来，精力是否充沛了，整体感觉是否变好了，腰围有没有缩小（腰围是比体重更好的体脂测量手段）以及慢性病风险因素变化等等。如果这些方面都在改善，可能你目前的体重就是适合你的体重，至少在你目前的人生阶段是这样的。

我的"总觉得饿"的故事

昨天，我早餐喝了一杯阶段 2 能量果汁就出门游泳以及办其他事去了。我以为我只出去两三个小时，所以嫌麻烦没带点心——结果证明是大错特错！两个小时成了六个小时。正剪着头发，我就感觉到我的血糖每秒钟都在下降。我懊恼怎么办点杂事会用那么长时间，可恼饿交加显然对我没一点好处。往常要是碰到这种情况，我会找些省事但最不健康的食物，飞速吃到撑为止。可乱吃一气会让我有负罪感，而有了压力会吃得更多。我常买的是 Taco Bell 玉米片外加一大瓶胡椒博士汽水，不过也不排除家庭装 Doritos 玉米片蘸奶酪，或者 400 多毫升 Ben &Jerry's 冰激凌外加 Tastycake 蛋糕。（听起来很夸张吧，不过我太太会告诉你这都是实话。）

但这一次，我做了一件加入这个项目之前从未做过的事。我走进果蔬店，买了些杏仁，又买了一只苹果，结果这点儿点心帮一直我挺到了晚饭，这让我蛮吃惊的。现在我知道了，如果你的饥饿程度从 10 到 0 依次递减，不到 0 你都不用吃东西。现在我总在自己车里放一罐杏仁，当时那种感觉我从没有忘掉。对我来说，这是改变我对食物固有看法的重要一步（同时也是我减肥的主要目标）。

——马修·F.，36 岁，马萨诸塞州罗森岱尔市

体重减轻：14 千克；腰围缩小：14 厘米

第八章

阶段 3——永久减肥

重要表格及辅助方法

饮食计划表（www.alwayshungrybook.com）

采购清单模板（在线）

每周准备工作表（在线）

到目前为止，你执行这个计划应该是有一两个月，也可能已经超过六个月了。你的体重已经降低到了一个新的设定值。说不定你已经体会到了随之而来的益处，比如精力更充沛了，罹患心脏疾病的风险也降低了。如果你在享受这些益处的同时，没有感觉饥饿，没有饮食冲动的困扰，那么祝贺你，你已经掌握了"总觉得饿"解决方案的精髓！现在，关键的一点，就是要将这个计划进一步调整，根据你身体的特定需求和个人喜好，让它贴合如量身定做，让你不费力气就能保有这些健康益处，不仅现在，今后也是如此。阶段 3 的目的正在于此。

在阶段 3 中，要有意识地重新在饮食中引入一些加工程度更高的碳水化合物食材，比如面包和其他精制谷物、土豆，还有糖果。从少量开始尝试，看看你的身体作何反应。经过几个月的健康饮食，加上改善睡眠、减轻压力以及定期运动，有些人已经能重新开始食用这些精制碳水化合物了。只要适量，完全没有问题。如果你也是这种情况，那为什么不在游历巴黎时享用一下刚出炉的糕点，在小意大利来一份意大利宽面，或者在参加聚会的时候偶尔品尝一块冰激凌蛋糕呢？也有一些人可能会发现，只要一碰那些加工过的碳水化合物食品，不管多少，都会引发特别想吃的欲望或者其他症状，为体重反弹埋下隐患。对这一部分人来说，健康的价值远比一时的欢愉重要，所以，不合适的美食错过就错过了吧。

我的"总觉得饿"的故事

我感觉我比以前苗条多了，也健康多了。我准备从此以后就保持在阶段3（只在出去度假和特殊场合偶尔放纵一下）。

——罗施妮·T.，51岁，马萨诸塞州诺福克县

体重减轻：6.8千克；腰围缩小：无数据

不管你是哪一类人，你的身体久而久之都会发生变化——坚持计划越久，新陈代谢改善得越好，你身体的灵活性就越好；反之，如果压力大，情况就正好相反。在阶段1和阶段2中，你已经与自己的身体以及身体发出的饥饿和饱腹的信号重新建立起联系。不要现在把这种联系截断！定期将你的饮食和生活习惯，与你的身体反应和体重进行对照，可以帮助你在未来的几个月和几年里，按照自己的需求对减肥计划进行调整。每日跟踪表和每月进度图的设计初衷，就是为了帮助你实现这个目标。

阶段3中，蛋白质、脂肪和碳水化合物之间的比例会因人而异，典型情况下，你摄入的热量中有20%会来自蛋白质，40%来自脂肪，其余的40%来自碳水化合物，如第137页图表所示。（总的蛋白质摄入量其实与阶段2并没有不同，但是由于你摄取的其他食物量增加了，所以它占的比例略有下降。）这种比例与美国20世纪中期低脂饮食热潮出现前的饮食比

例相仿，也和今天典型的地中海饮食结构相仿。脂肪和碳水化合物基本相同的比例，让你不必限制任何主要营养成分的摄入，在食物选择上拥有了很大的自由。与本计划的其他两个阶段一样，让你的饥饿感做你的导引。吃要吃到饱而不撑，感觉舒畅而无不适，要保持对食物品质的要求。

阶段 3 生命支持因素

阶段 3 的目标，是要为长期的成功打造出个性化的方案，不光是饮食，还包括运动、睡眠和减压，它们都是健康生活的重要组成部分。要想实现这一目标，仔细考虑一下哪些练习对你而言最有趣、最实用也最有效，然后把它们融入你的生活中。

运动

如果你喜欢晚饭后散步，就一直坚持下去。说不定这个习惯还能感染别人，整个社区的人吃过晚饭后都会关了电视，大家出门运动运动，放松一下，有个认识交往的机会。还有一周三到四次中等强度到高强度的运动呢？你有没有找到什么运动，能让你喜欢并一直坚持下去呢？不妨考虑一下和同在做这些运动的朋友联系联系，大家彼此鼓励，一起去参加个舞蹈班，或者每周定时在什么地方碰头，打一场篮球。看看你的体重是不是降了，你是不是变得更健康了，对自己的身体也更有自信了？如果是这样，以前看起来有点吓人的运动，像滑旱冰或者攀岩，现在对你来说可能就是轻而易举的事儿了！一天当中要找机会多运动：能走路就不开车；能走楼梯就不坐电梯；能站着就不坐着接电话；如果天气允许，可以把工作会议挪到室外，边走边开。

我的"总觉得饿"的故事

我愿意和孩子们一起做些愉快的运动。我总是觉得运动应该是我自己去健身房做的事，我还是想保留这个习惯，但是晚饭后已经开始带着孩子们一起去游泳池了。他们很喜欢去，我也喜欢。这种"非正式"的娱乐活动，同样会燃烧卡路里。还能留下美好回忆。

——莫妮卡·M.，45岁，弗吉尼亚州大瀑布城

体重减轻：5千克；腰围缩小：5厘米

睡眠

运动量的增加和压力的减轻，让你晚上更容易入睡。试一试将就寝时间提前半小时。是不是早晨起来觉得休息得更充分了，也不必靠那么多咖啡因才能支撑一天了？不断完善你的睡前习惯，保护好你的睡眠圣殿。

减压

如果你觉得阶段 2 中那两个简单的减压练习对你有效，不妨将每天的练习时间延长到 20 ～ 30 分钟。不过要记得，坚持每日练习，而不是凑够时间了事，这才是最重要的。你还有其他什么方法，能保护你的神经系统免受现代生活的摧残吗？对很多人来说，定期接触大自然是最好的方式，也是无可替代的，不管是在公园里漫步，在大海中畅游，还是在山中远足。

其他支持措施

重写"如果—就"方案　或许你已经能卓有成效地运用"如果—就"方案，来应对一些反复出现的困难。又或许你从来就没有形成运用这些方案的习惯。不管是哪种情况，在进入阶段 3 后，都不妨考虑重写你的"如果—就"方案。在阶段 1 曾屡屡困扰你的困难，也许现在已经不是问题，但新的困难又冒出头来。我们中很多人习惯于只在特定的一段时间内"节食"。但如果我们试着长期遵守这个饮食计划，情况又会怎么样呢？在未来漫长的健康饮食之旅中，"如果—就"方案能帮助你坚守在（或者回归到）正确的轨道上。

重构目标　也许你的目标——敦促你开启"总觉得饿"的解决方案的决定性因素——始终没变：为了预防糖尿病，

或者为了每天都能神清气爽。但是如果你设定的只是个短期的小目标，比如为了夏天能穿得下比基尼，可能你已经达到目标了。如果真是这样，就该订立新目标了。什么样的具体目标，能帮助你将日常行为与人生最高理想结合在一起？利用这个机会，不妨好好思考一下人生规划（可参见第 163 页）。

我的"总觉得饿"的故事

每次去吃冰激凌，或者去餐馆酒吧吃东西，半数时间我什么都不吃，另外一半时间我会吃一点，但比我从前吃的要少。所以这不是要饿着，更多的是分寸的把握，我真的觉得这样很好。

——埃里克·F.，42 岁，马萨诸塞州尼德姆市

体重减轻：7.7 千克；腰围缩小：7.6 厘米

阶段 3 辅助方法

阶段 3 并没有特定的饮食计划，基本以阶段 2 为基础。各种图表、小贴士和下面提供的饮食建议、第九章中的食谱，还有从 www.alwayhungrybook.com 下载可得的饮食计划表，都可以作为参考。

数月来你一直非常注意饮食，如今可以让部分经过加工的碳水化合物，重新登上你的餐桌了（见"分阶段制订饮食计划"，第 138 页）。早餐吃一片面包，外加一个煎蛋卷；午

餐可以吃个墨西哥玉米薄饼，再来一份墨西哥菜；晚餐来一份意大利面，或者来份甜点。刚开始的时候，这类食物每周只吃一样，一周只吃两三次，随着你的耐受性的增高，再慢慢增加种类和次数。（即便同是面粉制品，我们还是更推荐全谷食品，但不强制规定。）

在饮食慢慢改变的过程中，你要格外注意自己的饥饿程度、对食物的渴求度、精力水平、情绪状态、整体感觉、体重及腰围情况（从每日跟踪表和每月进度图上便可得知）。如果出现退步现象，就要重新调低此类碳水化合物的摄入量，并且/或者把注意力重新集中在运动、睡眠和减压等生命支持因素上。任何时候，你都可以重新回到阶段2，甚至是阶段1，归零重启。

很多人都有这种感受，就是摄入太多加工过的碳水化合物后，感觉会不舒服。但是即便你没有明显的不良症状，我仍然建议，每天摄入的此类碳水化合物总量一般不应超过两份。精加工的碳水化合物，属于品质最差的食物组成，是造成当今美国与饮食相关的多种疾病的主因。这些食物的特点就是热量太高，且没有真正的营养。当然凡事因人而异。随着你对自己身体发出的生理信号和需求越来越了解，你终会找到最合适自己的平衡点。有相当一部分人，无法耐受大量加工过的碳水化合物，如果你也是其中之一，那么做出"这些食物不适合我"这个决定就能让你长舒一口气，尤其是你已经知道脂肪含量更高的天然食品吃着有多惬意！

我的"总觉得饿"的故事

过去，我一到下午就觉得精神不济，不过现在感觉好多了。我对食物很满意，不论是和一大群人在家吃饭，还是外出就餐，都不再有那种特别想吃的欲望，这让我有信心继续这个计划。我对食物过敏有很多年了，但现在从来没感觉这么好过。那天我儿子过来看我，还说我现在看起来特别精神，气色好多了。这是第一个让我百分之百满意的饮食计划。

——贝蒂·T.，76 岁，得克萨斯州加兰市

体重减轻：7.7 千克；腰围缩小：7.6 厘米

调整阶段 1、阶段 2 和阶段 3 的饮食

只需简单的一些调整，就可以让那些熟悉的美食符合阶段 3 的要求。下面就是几个例子。记住，是否将更多加工过的碳水化合物纳入饮食计划，全凭个人选择。如果你的身体能接受，可以适量地吃。如果不能，就继续执行阶段 2 的饮食计划。见表 8-1 阶段 1、阶段 2、阶段 3 饮食调整表。

表8-1 阶段1、阶段2、阶段3饮食调整表

阶段1饮食	阶段2调整	阶段3调整
早餐		
煎蛋卷 鸡蛋2个 蛋白1个 橄榄油，2茶匙 菠菜 奶酪，3汤匙 浆果，1杯 希腊酸奶，½杯	同阶段1，除了： 去掉蛋白 橄榄油减为1茶匙 除菠菜外，加入番茄 奶酪减为2汤匙 加入¼杯熟藜麦 浆果和酸奶中加入1茶匙蜂蜜	同阶段2，除了： 去掉藜麦，换成一片面包佐餐
黑豆豆腐末 黑豆豆腐末（第283页） 上加： 切达奶酪，2汤匙 酸奶油，1～2汤匙 牛油果，½片	同阶段1，除了： 在黑豆豆腐末中，掺入⅓杯糙米 上加： 切达奶酪，2汤匙 酸奶油，1汤匙 牛油果，¼片	同阶段2，除了： 把黑豆豆腐末用1张墨西哥麦饼或2张墨西哥玉米薄饼卷起来，并去掉糙米
烟熏三文鱼 烟熏三文鱼，84克 奶酪，28克 番茄，中等大小1个，切片 小黄瓜1个，切片 上加：奶油莳萝酱（第341页），3½汤匙 蓝莓，1杯	同阶段1，除了： 奶油莳萝酱减为2汤匙 蓝莓减为½杯 佐餐： 燕麦碎粒，½杯(煮熟)	同阶段2，除了： 用两片面包做成三文鱼单片三明治（特别推荐使用德国美满黑麦面包来做） 去掉燕麦

阶段 1 饮食	阶段 2 调整	阶段 3 调整
午餐		
墨西哥玉米薄饼沙拉 墨西哥鸡丝（第 307 页） 掺入蔬菜沙拉（切碎的生菜、番茄、胡萝卜等） 奶油青柠香菜酱（第 342 页）	同阶段 1，除了： 将奶油青柠香菜酱的用量减掉 ⅓ 添加整玉米粒 ½ 杯	同阶段 2，除了： 不用蔬菜沙拉，改用菜丝（如卷心菜） 不添加玉米，改用 1 张或 2 张墨西哥玉米薄饼做成卷饼 每份卷饼上涂上调味酱
牛排沙拉 牛排沙拉拌蓝纹奶酪酱（第 332 页） 橙子 1 只	同阶段 1，除了： 将蓝纹奶酪酱用量减掉 ⅓ 佐以烤红薯（第 351 页），薯条	同阶段 2，除了： 在沙拉中加入一杯油炸面包丁，去掉薯条
晚餐		
咖喱 椰香咖喱虾（第 316 页） 下铺菠菜叶	同阶段 1，除了： 以糙米替代菠菜	同阶段 2，除了： 可用糙米或精白米
烤鸡 奶油菜花浓汤（第 353 页） 香草烤鸡腿（第 306 页） 西兰花 1 杯 小胡萝卜 ½ 个 佐以蔬菜，酱料为柠檬橄榄油调味汁，1 汤匙	同阶段 1，除了： 用鲜挤柠檬汁替代柠檬橄榄油调味汁 加一只小的烤红薯	同阶段 2，除了： 加一只小的烤薯，土豆、红薯等薯类均可

续表2

阶段1饮食	阶段2调整	阶段3调整
泰式花生丹贝 泰式花生丹贝（第327页） 鲜菜切条（黄瓜、胡萝卜、红甜椒），挤入柠檬汁	同阶段1，除了： 泰式花生丹贝用量减少¼ 下铺糙米（½杯）	同阶段2，除了： 把糙米换成亚洲面条（½杯）
甜点		
奶油浆果 浆果1杯 鲜奶油2汤匙	同阶段1，除了： 可加入少量蜂蜜	同阶段2，除了： 把蜂蜜替换为自制格兰诺拉麦片（第292页）

阶段3的成功诀窍

阶段3可是要坚持一辈子的。因此你需要新动力、新点子来保持新鲜感。不断尝试新菜谱是个不错的选择。登录 www.alwayshungrybook.com，看看我们又推出了什么新食谱。如果你有特别中意的食谱，不妨发邮件到 mail@alwayshungrybook.com，与我们分享。

蛋白质的含量保持不变 每餐都要有110～170克的蛋白质，包括植物蛋白。

继续注重脂肪摄入 浓郁的酱汁、坚果和坚果酱、瓜子、牛油果和橄榄油，仍然是基本食材。有了它们，食物既美味又营养，还容易饱。阶段3中脂肪摄入的总量与阶段2持平。

多食用非淀粉类蔬菜水果　争取每餐中有一半食物是这些有益健康的天然食物。

继续坚持每餐 ¼ 杯谷类或淀粉类蔬菜的用量，每天最多吃三次　与阶段 2 不同，阶段 3 可以食用土豆、精米、燕麦片、面包及其他面粉制品、爆米花等（见"分阶段制订饮食计划"，第 138 页）。争取让你所食用的大部分谷物食品，或者是由"全谷"粉制成（没有去掉麸皮和胚芽的面粉），或者是由没有经过研磨的"全谷粒"制成，后者更好。

找出甜味剂的"甜点"（若有需要）　你现在可以吃少量的白糖了，至于多少，要看你本人的耐受性，但要尽量把甜味剂的添加总量（包括蜂蜜、枫糖及其他类别的甜味剂——见第 107 页）控制在每天 6 茶匙。经过这几个月的调整，相信你的味觉可能已经发生了变化。不需要很多糖，你就能尝出甜味来。有了能品出成熟草莓甜味的味觉，你完全可以在公司聚会上拿起一小块蛋糕美美地享用一番，而不会有失控的感觉。

谷物加工表

谷物食品要尽量选择完整的全谷粒食品。而精加工全谷食品，比细粮要好，因为精制谷物制品在加工过程中失去了纤维和营养丰富的胚芽。表 8-2 谷物加工表举例说明了各种谷物食品之间的差别。

表 8-2 谷物加工表

加工程度最低 / 全谷粒谷物	精加工 全谷物	精加工 细粮
谷物的推荐摄入量：0 ~ 3 份 / 天		
阶段 2 和阶段 3*	仅阶段 3	
0 ~ 3 份 / 天	每日最多 2 份，须计入全天总量	
麦粒 燕麦，整粒或碎粒 糙米 荞麦 小米 藜麦	面包，全谷** 意大利面或蒸粗麦粉，全麦 咸饼干，全谷 墨西哥卷饼，玉米或全麦 燕麦片	白面包 意大利面或蒸粗麦粉，白面 精白米 咸饼干，白面 薯片

我的"总觉得饿"的故事

我们旅行去了一趟新奥尔良，一路上尽量不吃面包或者甜点（这对我和我丈夫来说简直是不可思议的事），不过倒是吃了炸虾、牡蛎，还吃了些薯条。可我吃的时候并没有享受的感觉。我特别想吃的，是自己在家做的沙拉！你能相信吗？我的身体已经慢慢习惯了这种饮食方式，不想换别的了。我从来没想到会这样。

——乔蒂·A.，59 岁，俄克拉何马州马斯科吉市

体重减轻：3 千克；腰围缩小：10 厘米

---

* 阶段 1 不允许吃任何谷类食物

** "无面粉"面包、"发芽谷物"面包和"石磨"面包，比传统的研磨面粉制作的面包加工程度低，而营养价值又与全谷粒食品相仿。美国的 Ezekiel 面包和德国的 Mestemacher 面包都有此类食品。

酒精和咖啡因　如果身体受得了的话，一天喝 2 杯酒是可以的。咖啡和茶也是一样，视个人耐受性而定。不过对多数人而言，一天喝 2 ~ 3 杯咖啡就该适可而止了。酒精和咖啡因过量，可能造成胰岛素抵抗和其他不良反应。而胰岛素抵抗，是造成与体重相关并发症的根本原因之一（见第 71 页）。

用心用餐　精制碳水化合物会让人在很短的时间内，一不小心就从饿得半死变成了撑得半死。而全天然食品需要比较长的时间才能让你有吃饱的感觉，你也就有更多的时间根据身体需要来即时调整进食量。吃饭的时候用心留意身体的感觉，会让调整更加精确。坐下用餐时，要把电视关掉，把报纸收好。放松下来，把注意力集中在自己的食物上。如果你和别人一起用餐，就聊些轻松的话题。这可不是解决政见分歧或者消除误会的时候。吃的时候，要细嚼慢咽。用心感受食物的香气、味道、口感，感受自己的咀嚼和吞咽。快吃饱的时候，每隔几分钟就感受下食物在胃里的感觉，找到饱而不撑的时间点。日本人把这个点叫作"hara hachi bu"，也就是我们说的"八分饱"。超过了这个点，对这顿饭的满意度反而会下降，因为此时身体的不适感盖过了愉悦感。听起来似乎不合理，但事实确实如此。吃饱之后，再啜一口茶或者咖啡，为这顿饭划上一个完美的句号。

五小时准则　要调整自己的饮食习惯，最好的办法之一就是在饭后的 5 小时内根据身体的反应进行调整。

- 餐后你是否感觉饱而不撑呢？
- 随后的几个小时中，你是否觉得精力水平和情绪都能保持平稳？
- 大约 5 小时后，下一餐即将到来时，你胃口是不是好（但不是饿得前胸贴后背）？

如果不是，就要反思自己上一餐吃了什么，吃了多少，并做出相应调整。经过不断练习，你就能够将吃得合适与感觉良好结合在一起。这项宝贵的技能，能帮助你在现代食品环境中游刃有余。最终，你将成为自己最好的引导者。

我的"总觉得饿"的故事

过去我们一大家子聚餐的时候，总有土豆泥、肉汁，还有其他一些油腻难消化的东西。上次我们聚会的时候，我准备了日式火锅，那次晚餐直到今天还有人提起。吃着有趣，花样多、味道好，而不会让人又撑又累。厨房又变得意思了！

——金·S.，47 岁，犹他州南乔丹市

体重减轻：11 千克；腰围缩小：9 厘米

阶段 3 饮食建议

没有固定的饮食计划，取而代之的是饮食计划模板、每周准备工作表模板和每周购物单模板（都可以从网上下载），它们可以帮助你调整并遵守自己的饮食规划。下面推荐几个食谱，帮助你积极投入到阶段 3。

早餐

早餐墨西哥卷饼

1 张 20 厘米发芽谷物的或全谷墨西哥卷饼，放在铁锅上加热。将热好的卷饼放入盘中，上铺 1½ 杯黑豆豆腐末（第 283 页）、1 汤匙切达奶酪碎、2 汤匙牛油果沙拉酱、1 汤匙酸奶油、1 茶匙墨西哥辣番茄酱或任何你喜欢的酱料。将卷饼的一边折起盖过馅料约 2.5 厘米，再把另外两边向中间折并交叠在一起，最后卷起来。便捷省时，是可以随手抓起就出门的早餐。

菠菜煎蛋卷配烤面包片

锅内放 1 茶匙橄榄油加热。2 个鸡蛋加 1 个蛋白打匀，撒入 1 杯嫩菠菜叶，加少许盐和黑胡椒调味。蛋液倒入锅中。撒上 2 汤匙切达奶酪碎。对折煎熟。用一片全谷面包佐餐，抹上 1 汤匙坚果酱。

酸奶配格兰诺拉麦片

原味全脂希腊酸奶 1 杯，加入 1/4 杯自制格兰诺拉麦片（第292 页）和 1 杯蓝莓。

全谷薄煎饼配果酱

全谷薄煎饼配果酱和打发奶油（第 293 页），佐以 2 片火鸡培根。

墨西哥鸡肉玉米饼或豆腐玉米饼，配牛油果沙拉酱和酸奶油

1 小块墨西哥鸡肉玉米饼（第 313 页）（一张饼分为 6 小块，2 块作早餐或中餐，1 块作点心，剩下 3 块作晚餐），涂上 1 ~ 2 汤匙牛油果沙拉酱、1 汤匙墨西哥辣番茄酱和 1 ~ 2 茶匙酸奶油。佐以 1/4 杯黑豆。

午餐 / 晚餐

鱼肉或鸡肉热辣玉米薄饼

2 ~ 3 块小号或中号玉米饼，放煎锅上加热。每个玉米饼中夹入做好的鱼肉或者鸡肉 56 克左右，再撒入卷心菜、胡萝卜或者香菜等蔬菜丝，最后挤入适量墨西哥香辣蛋黄酱（第 338 页）。

对折后，马上吃。（注：准备好后立即食用味道最佳，这样卷饼皮就不会被泡得黏软。）

三文鱼沙拉配汤和咸饼干

三文鱼（或豆腐）沙拉（第 322 页），配几块百分百全谷咸饼干，如黑麦薄饼。还有蔬菜汤，如奶油菜花浓汤（第 353 页），或者胡萝卜姜汤（第 354 页）。另加 1 只橙子。

番茄罗勒马苏里拉奶酪单片三明治

百分百全麦面包 2 片，上置切碎的鲜罗勒叶（约 2 茶匙）、$\frac{1}{4}$ 茶匙干罗勒叶，或者薄薄一层罗勒酱（意大利青酱），外加几片新鲜番茄、85 ~ 110 克马苏里拉奶酪片（整片）。放入烤箱加热至奶酪融化。绿叶蔬菜切碎，倒入 1 汤匙黄芥末油醋酱（第 334 页）或其他自选酱，作为三明治的配菜。

番茄意大利面

$\frac{1}{2}$ ~ 1 杯全麦意大利面煮好后，倒入 1 ~ $1\frac{1}{2}$ 杯意大利番茄酱炖菜（第 298 页）调味，再撒入帕马森奶酪丝（约 1 茶匙）。佐以 1 杯焯四季豆或其他绿色蔬菜。

香草烤鸡、西兰花配米饭

香草烤鸡腿（第306页）配½杯白米饭或糙米饭（见"全谷食物烹制指南"，第400页）。蒸或焯水的西兰花、荷兰豆、胡萝卜或者其他蔬菜，以柠檬汁、盐和黑胡椒调味。其他做法：鸡腿去皮，把鸡腿肉和西兰花、米饭和奶酪一起搅拌后，入烤箱，做成西兰花锅仔饭。

牛肉酱三明治配凉拌卷心菜和薯条

全麦小面包½只，制成现代版牛肉酱三明治（第305页），佐以凉拌卷心菜（第352页）和烤红薯（第351页），红薯制作见其他做法之薯条。

甜点

水果加格兰诺拉麦片

新鲜或煮熟的水果1杯，拌入¼杯自制的格兰诺拉麦片（见第292页），加入2汤匙鲜奶油或罐装椰奶。

苹果酥

尽情享用苹果酥（第 360 页）

展望前路

我们这个项目马上就要告一段落了。不过在继续追求健康的道路上，我希望"总觉得饿"的解决方案能成为你的好伙伴。请与我一起开始另一段旅程——让这个世界变成对所有人的健康都更有利的居住地。我们在自我治愈的同时，携起手来，尽我们最大的努力，让我们的孩子至少能与他们的父辈活得同样长久、同样健康。未来前景如何，请见"结语"部分（第 373 页）。

我的"总觉得饿"的故事

从小到大我一直被体重问题所困扰，不过现在是时候下定决心，以实际行动掌控自己健康了。我总是担心，用不了二十年，我的关节和消化系统就会变得更糟，继而影响我的生活质量。如今我开始意识到，健康是我应该拥有的，也是可能实现的——只是我需要帮助！

这个减肥项目，让我不再用暴饮暴食来舒缓压力。如今我极少有饮食冲动，对冲动性进食的控制力也强了很多。而这一切，只是通过不吃甜的加工食品就实现了。事实上，我注意到自己只是在某一餐吃得营养不够均衡全面时，或者睡眠不足时，才会有一点点饮食冲动。

我现在脾气不那么暴躁了，多数时候精力也更充沛了。这是其他任何一种节食的饮食方式都没有带给我的。换做以往，我现在已经累得拖着脚走路了。我的肚子不像以前那样总是发胀难受，膝关节没以前那么疼了，连皮肤也比以前健康水润了。我觉得自己**被解压**了。感觉特别奇妙！

这个项目改变了我的生活。之前没有哪个项目能让我坚持下来，更不用说如今它已成了我的生活方式。我的感觉更好，气色更好，睡眠更好，我是真的太开心了。我简直不敢相信自己过去吃了多少加工食品。如今没有了围绕着食物和自我形象的唠叨和消极思想，一天中的每一分钟，于我而言都是一种奖励。我不仅仅减轻了体重，缩小了腰围，更明白了如何将健康的身材保持下去，防止体重反弹。万语千言，难表我的谢意。

——多米尼克·R.，40岁，明尼苏达州圣保罗市

体重减轻：12.7千克；腰围缩小：16.5厘米

第九章

食谱

早 餐

阶段 1 能量果汁

因为这个果汁为身体提供了相当高的卡路里，所以连甜味剂都不必加，就足以平复你的饮食冲动了。阶段 1 能量果汁只需一小玻璃杯就能装下，但对阶段 1 的身体需求正合适。

准备时间：5 分钟

总用时：5 分钟

1 人份

- 3 汤匙鲜奶油或罐装椰奶
- $\frac{1}{3}$ 杯无糖杏仁奶或豆奶或全脂牛奶
- $1\frac{1}{2}$ 汤匙杏仁酱或花生酱
- 5 汤匙 100% 乳清蛋白粉（1 人份，不添加糖、香精或人工添加成分）
- $\frac{1}{2}$ 杯冷冻蓝莓、冻樱桃或冻草莓
- $\frac{1}{2}$ 只熟梨子，或换成 $\frac{1}{2}$ 杯冷冻浆果

把所有食材放入搅拌机，搅拌至均匀，大概需 30 秒钟。完成后可立即食用。

小贴士：如果果汁过于浓稠，可以等所有食材全部搅拌均匀后，再加点鲜奶油。

卡路里：500[*]　　碳水化合物：32 克　　脂肪总量：31 克

蛋白质：29 克　　膳食纤维：8 克

---

[*] 以上营养数据均为近似值，具体数值会随具体食材略有上下浮动。

花生酱香蕉能量果汁（阶段 2 和阶段 3）

这是基于阶段 1 能量果汁而开发的新款。香蕉和花生酱的经典结合，再点缀些许肉豆蔻，保证你百分百满意。完美的营养组合，让你整个早上都能量十足！

准备时间：5 分钟

总用时：5 分钟

1 人份

- 1 只鲜香蕉或冻香蕉
- 2 ~ 3 汤匙无糖花生酱或其他坚果酱
- 1 杯无糖豆奶或杏仁奶
- 2½ 汤匙 100% 乳清蛋白粉（½ 份，不添加糖、香精或人工合成元素）
- 撒入一小撮肉豆蔻粉或现磨肉豆蔻

把所有食材放入搅拌机，搅拌至均匀，大概需 30 秒钟。完成后可立即食用。

小贴士：香蕉冷冻前应剥皮切片，然后装入封口的塑料保鲜袋冷冻。

卡路里：442　　碳水化合物：37 克　　脂肪总量：20 克
蛋白质：28 克　　膳食纤维：5 克

黑豆豆腐末（全阶段）

豆腐就如同空白的画布：你加什么料，它就是什么味道。如果你以前不那么喜欢豆腐，不妨再试一次。只要调味合适，就能让豆腐百搭又美味。这种高蛋白的素食绝对会给你惊喜。

准备时间：3 分钟

总用时：10 分钟

4 人份（大约 6 杯）

- 1 汤匙特级初榨橄榄油

- 1 瓣大蒜，碾碎

- 390 ～ 450 克超硬豆腐，沥干，然后用厨房吸水纸轻压吸水

- 1 汤匙辣椒粉

- $\frac{1}{2}$ 茶匙孜然粉

- 红辣椒粉适量，如喜欢吃辣，可以多加一些

- 1 茶匙盐

- $\frac{1}{4}$ 茶匙黑胡椒粉

- 2 汤匙水

- 1 $\frac{3}{4}$ 杯熟黑豆，沥干（420 克罐头一罐）

- $\frac{1}{2}$ 杯切碎的新鲜香菜

炒锅内中火热油。加入蒜泥。倒入豆腐翻炒，撒入红辣椒粉、孜然粉、盐和黑胡椒粉。翻炒 2 ～ 3 分钟。加水，翻一翻豆腐，让其吸水入味。拌入黑豆,继续翻炒 2 ～ 3 分钟。最后加入香菜，调味出锅。

可佐以切片的牛油果、酸奶油、墨西哥辣椒酱（莎莎酱）、牧场酱（第 343 页），或者任何你喜欢的酱汁。

小贴士：这道菜也可包进生菜卷、掺入墨西哥玉米薄饼沙拉（见阶段 1 第四天午餐），或者当馅料与奶酪一起包进墨西哥鸡肉玉米饼（第 313 页）作为阶段 3 的食品。

卡路里：243 克　　碳水化合物：21 克　　脂肪总量：10 克

蛋白质：22 克　　膳食纤维：10 克

无谷华夫饼或薄煎饼配果酱（全阶段）

因为华夫饼里没有加糖，而是在表面涂上了果酱，所以吃的时候更能品尝到果酱的甜美。做好一批就马上吃完，也可以放凉后用封口的大塑料保鲜袋装好，冷藏或冷冻起来。下次要吃的时候再用烤面包机或者小烤箱加热，华夫饼是任何阶段都适用的美味早餐！

准备时间：15 分钟

总用时：30 分钟

4 只华夫饼

华夫饼

- 1 杯鹰嘴豆蚕豆粉或纯鹰嘴豆粉

- ⅛ 茶匙盐

- ¾ 茶匙小苏打

- 1 个鸡蛋，蛋清蛋黄分开

- ¾ 杯原味全脂希腊酸奶

- ¼ 杯无糖豆奶、杏仁奶或全脂牛奶

- ¼ 杯味道中性的食用油，如高油酸红花籽油或牛油果油，外加给华夫饼烘烤模刷油用的量

- ½ 茶匙纯香草精（不添加糖）

果酱

- 3 杯冷冻蓝莓、冻草莓或冻樱桃

- 1 汤匙水

- 如处于阶段 2 或阶段 3：可加入 3 汤匙纯枫糖浆

打发奶油配料

阶段 1：¾ 杯打发奶油（第 293 页，约 6 汤匙鲜奶油打发而成）

阶段 2 和阶段 3：¼ 杯打发奶油（约 2 汤匙鲜奶油打发而成）

华夫饼制作：华夫饼烘烤模预热。面粉、盐和小苏打等干料放入大碗中拌匀。另取一只碗，将蛋黄、酸奶、牛奶、油和香草精搅匀。然后将湿料拌入干料，搅拌均匀。拌好的面糊应比较浓稠，与松饼或蛋糕面糊的浓稠度相似。

蛋清用手动或电动打蛋器打发，至蛋清能拉出软尖（即打至湿性发泡）。将打好的蛋清，轻柔地拌入面糊。

给烘烤模刷油。将 ½ 杯面糊（正好做一个饼）盛入烘烤模（或参照烘烤模的使用说明操作）。

烤至金黄色取出，用时约 2 分钟，或参照使用说明。可马上食用，或置于烤箱中低温保存至所有华夫饼全部做好。为防止保温时变干，需在饼上盖一层餐布。

果酱制作：炖锅内放入水果和水。只有在阶段 2 和阶段 3，才可放枫糖（如果用糖的话）。盖上锅盖，中低火煮至熟软。将煮好的水果，连汤倒入广口玻璃瓶或比较深的杯子中。用浸入式搅拌机将水果捣烂成泥。

在每只新鲜出炉的华夫饼上，倒上 ⅓ 杯左右的果酱，然后再来一些发泡奶油加料。发泡奶油的用量，阶段 1 为 3 汤匙，阶段 2 和阶段 3 为 1 汤匙。

小贴士：像这种不含麸质的面糊必须要浓稠，这样烤制时才能成型。太稀薄就会像平时那种能直接倒出来的烤面饼用的面糊一样，烤制时会出现中心黏软、没烤熟的问题。

其他做法

不做华夫饼,改做薄煎饼。平底锅刷油,面糊入锅,中间翻面,烤至两面焦黄。

阶段 1 版(果酱中无枫糖,打发奶油 3 汤匙)

每分量:	蛋白质:12 克	膳食纤维:5 克
卡路里:406	碳水化合物:29 克	脂肪总量:28 克

阶段 2 版(果酱中加枫糖,打发奶油 1 汤匙)

每分量:	蛋白质:12 克	膳食纤维:5 克
卡路里:393	碳水化合物:38 克	脂肪总量:22 克

路德维希医生最爱的意式蛋饼(全阶段)

这是路德维希医生一家最爱的早午餐主食。制作简便,没吃完的下次放烤箱里热热即可食用。留一片做点心也是个不错的选择。

准备时间:8 分钟

总用时:25 分钟

4 人份

- 3 茶匙特级初榨橄榄油
- 5 个鸡蛋
- 3 个蛋清
- 1 ~ 2 瓣大蒜切末
- $\frac{1}{2}$ 茶匙盐
- $\frac{1}{4}$ 茶匙黑胡椒粉

- 1 只小西葫芦，切成薄片

- 1 只小番茄，切成薄片

- 1 茶匙干的意大利混合香草

- ½ 杯切达奶酪碎

- 1 杯羽衣甘蓝叶（切分好的小块净菜）

- ½ 只牛油果，去核去皮切片，点缀用

  烤箱预热至 204℃。

　　30 厘米铁锅或耐热不粘锅内放 2 茶匙油，小火加热。将鸡蛋、蛋清、蒜泥、盐和黑胡椒粉在碗中打至起泡后，倒入锅中。关火。在鸡蛋液上整齐地铺上一层西葫芦片。西葫芦片上再铺一层番茄片。撒入混合香草。最后均匀地浇上奶酪。

　　接着放入烤箱中，烤 5 分钟，或烤至奶酪软化即可。撒入羽衣甘蓝，倒入剩下的一茶匙橄榄油。将羽衣甘蓝整齐地铺在蛋饼上，再放入烤箱烤 8 ~ 10 分钟，或至鸡蛋蓬松、羽衣甘蓝开始变脆即可。

　　上餐前用几片新鲜牛油果作点缀。

其他做法

　　用几勺意大利番茄酱（不加糖），来替代番茄。

阶段 1 时，在做好的蛋饼上再淋 1 汤匙特级初榨橄榄油。

阶段 2 时，用 4 个鸡蛋加 4 个蛋白。

卡路里：238　　　碳水化合物：7 克　　　脂肪总量：17 克

蛋白质：16 克　　　膳食纤维：2 克

慢煲燕麦粥（阶段 2 和阶段 3）

燕麦粥放凉后当成布丁吃，味道非常可口，加热吃也很美味。如果想做全套早餐，每份燕麦再加一两个鸡蛋（煮、煎、炸均可），就大功告成了。如果是做便当早餐，只需在燕麦上撒上坚果、水果和希腊酸奶，外加一个煮鸡蛋就好了。

准备时间：10 分钟

总用时：一整夜外加 10 分钟

4 人份

- 4 杯无糖豆奶或杏仁奶
- 1 杯燕麦碎粒
- 盐少许
- 肉桂粉、小豆蔻或肉豆蔻少许（可选）
- ½杯杏仁薄片（或其他烤好的坚果，碾碎备用）

带盖的中号锅内，放入牛奶、燕麦和盐。煮开后，开盖，调至中火，不时搅动。（煮到最后，需要随时看着，以防完全煮沸后汤汁起泡扑出锅来。）改用小火煮 2 分钟。关火盖上盖子。或留在餐台上放置过夜，或凉后放入冰箱。

第二天早上，可直接当作布丁吃，或中火加热后食用，加热时要不时搅动。如果需要，可撒上少许香料。将做好的燕麦粥分为 4 份，每份上撒 2 汤匙坚果。

其他做法

新鲜水果：每份燕麦粥配½～ 1 杯浆果、苹果块或其他自选水果。

果干：煮燕麦时，倒入¼杯（约 50 克）葡萄干、李子干、杏干或其他果干。

卡路里：318　　　碳水化合物：34 克　　　脂肪总量：14 克

蛋白质：16 克　　　膳食纤维：11 克

全谷薄煎饼（阶段 3）

　　全谷薄煎饼，配上蛋白质食物，就变成了极佳的早午餐。上面抹果酱，淋上打发鲜奶油。自己准备煎饼粉，比买市售的预拌粉要经济得多。准备煎饼粉的时候，多备出一两次的量来。倒入密封罐里放好，下次要用时只需要加入湿料就可以了。或者干脆一次多做些，冷冻保存好，要吃的时候再放到面包机上烤一烤，早餐就出炉了。

准备时间：5 分钟

总用时：20 分钟

6 人份（10 ~ 12 个 12.5 厘米大小的薄煎饼）

煎饼粉

- 1 杯全麦低筋粉或白色全麦粉
- 1 杯荞麦粉或全麦低筋粉
- 2 茶匙发酵粉
- $\frac{1}{4}$ 茶匙盐

煎饼面糊

- $\frac{1}{2}$ 杯碎胡桃或其他自选坚果
- 2 杯全脂牛奶、豆奶或杏仁奶，可视需要增加用量
- 2 个鸡蛋
- 1 汤匙味道中性的食用油，如高油酸红花油或牛油果油，外加给煎锅上油所需的量

- 1 茶匙纯枫糖

果酱及发泡奶油配料

- 2 杯冻蓝莓、冻草莓或冻樱桃

- 1 汤匙水

- 1 汤匙纯枫糖（可选）

- $\frac{1}{4}$ 杯打发奶油（第 293 页；约 2 汤匙鲜奶油打发而成）不
  粘煎锅或铸铁煎锅火上预热。

准备煎饼粉：将煎饼粉放入大碗中拌匀。

制作薄煎饼：在煎饼粉中加入坚果。

　　另取一只碗，倒入牛奶、鸡蛋、油和枫糖，用打蛋器打
匀。将打好的湿料倒入干的煎饼粉中，轻柔搅拌至无干粉。如需
要，可加大牛奶用量。面糊以浓稠但能倒出为准。注意不要搅拌
过度。

　　热锅内刷一层薄油。将面糊倒入锅内，饼的大小控制在
12.5 厘米左右。等煎饼边沿变为金黄色，饼中间出现小气泡时
翻面。（如果小气泡没有出现，可能是面糊中牛奶的量不够，或
者是面糊搅拌过度了。）待第二面略呈金黄色，饼就熟透了，即
可出锅。做好的煎饼，可以马上就吃，也可以开最低火在烤箱中
保温存放，等所有煎饼做好再一起吃。

　　准备果酱：炖锅内放入水和浆果。加入枫糖（如果用的话）。
盖上锅盖，中低火熬至熟软。将煮好的浆果，连汤倒入广口玻璃
瓶或大杯中。用浸入式搅拌机，将浆果打碎成泥。

　　煎饼要趁热吃，每份煎饼涂上 $\frac{1}{4}$ 杯果酱和 1 汤匙打发奶油。
也可以将煎饼放凉后用封口塑料保鲜袋装好，冷藏或冷冻保存。
下次吃时用烤面包机或小烤箱加热即可。

其他做法

将坚果撒在煎饼上，而不是和入煎饼面糊中。

可根据个人喜好，增减牛奶用量，以调整煎饼的厚薄。

可尝试不同种类的全谷粉。记住，不同的面粉对牛奶的吸收量也不同，所以牛奶的具体用量要根据具体面粉种类加以调整。要为完美的煎饼找到完美的用奶量，就只有不断的尝试了。

卡路里：337　　碳水化合物：42 克　　脂肪总量：16 克
蛋白质：10 克　　膳食纤维：7 克

自制格兰诺拉麦片（阶段 3）

不需要去买昂贵的格兰诺拉麦片混合料。自制的格兰诺拉麦片营养更丰富，而且制作简单、储存方便、随用随取。配上全脂希腊酸奶，就是一份好吃的点心。

准备时间：5 分钟

总用时：25 分钟

4 ~ 6 人份（约 1½ 杯）

- 2 汤匙味道中性的食用油，如高油酸红花油或牛油果油
- 2 汤匙纯枫糖
- ¾ 杯燕麦片（非速溶燕麦）
- ½ 汤匙芝麻
- ¾ 杯坚果碎（胡桃、腰果、杏仁、花生等）
- 2 汤匙无糖椰丝

烤箱预热至 180℃。

碗内倒入油和枫糖打匀。

另取一碗，放入燕麦、芝麻和坚果。倒入打好的油和枫糖，搅拌至均匀。

将混合好的原料倒入浅烤盘铺开。烤制 15 ~ 20 分钟，或烤至表面起泡并呈金黄色。每 5 ~ 10 分钟搅动一次，确保着色均匀。烤好后从烤箱取出，撒入椰丝，拌匀。放凉后即可食用，也可倒入密封罐存放在橱柜中。

每 $\frac{1}{4}$ 杯分量 :   蛋白质 :7 克   膳食纤维 : 3 克

卡路里 : 266   碳水化合物 : 19 克   脂肪总量 : 20 克

打发奶油（全阶段）

你肯定想不到自己做打发奶油其实有多快多简单。打发奶油当配料，不管什么食物都美味无比，而且能让你不再对糖念念不忘！

准备时间 : 3 分钟

总用时 : 3 分钟

可做 4 ~ 8 人份（约 $\frac{1}{2}$ 杯）

• $\frac{1}{4}$ 杯鲜奶油

将鲜奶油倒入深碗，用电动打蛋器把奶油打至能拉出软尖即可。可以马上食用，也可放入冰箱随时备用。

每 1 汤匙 :   蛋白质 : 0 克   膳食纤维 : 0 克

卡路里 : 13   碳水化合物 : 0 克   脂肪总量 : 1 克

主菜

炒鸡肉（全阶段）

如果你想吃些做起来方便的新鲜美味，这道菜正合你意。拿出预先切好的蔬菜，分分钟就能出炉。剩下的第二天还可以做成生菜卷，照样好吃不减分。

准备时间：10 分钟

总用时：20 分钟

4 人份

- 1 汤匙味道中性的食用油，如香油（非烤制的）、高油酸红花油或牛油果油
- 6 只去骨去皮鸡腿（约 680 克），切成一口入嘴大小的小块
- 1 份爆炒酱（第 329 页）
- 110 克的香菇、褐菇，或者未长开的口蘑
- 1 棵西兰花，分成几朵，去茎皮后切成小块
- 2 根中等大小的胡萝卜，切细丝或擦成粗丝（约 1 杯）
- 2 杯卷心菜丝
- 220 克荷兰豆或甜豆（15 ~ 20 颗）
- 3 杯菠菜叶
- 现磨黑胡椒粉和盐

大号煎锅中火上油。放入鸡块翻炒至外表焦黄，大约需 5 分钟。

加入爆炒酱和蘑菇。继续翻炒至鸡肉中间不再呈粉红色（需 5 ~ 7 分钟），再倒入西兰花、胡萝卜、卷心菜和荷兰豆（或甜豆）。

压至中低火，盖上盖子焖，期间翻炒几次，至蔬菜变软但色泽仍鲜艳，约需 3 ~ 5 分钟。视需要加水，以防粘锅或焦煳。

餐盘内铺上菠菜叶，或将菠菜叶分入各碗中。将刚出锅的鸡肉和蔬菜盛到菠菜叶上，若有多余的汤水，要留在炒锅内。菠菜叶会受热变软。接着将炒锅内的汤汁烧开后，压至中低火，熬至汤汁浓稠。然后浇到盛好的菜上。趁蔬菜色泽还鲜艳马上食用。装盘上桌前，可撒入黑胡椒粉和盐调味。

小贴士：高脂肪的餐后甜点，可选择诸如椰汁腰果酥（第 357 页）之类的。如果是阶段 2，可选择香梨草莓脆（第 358 页）。

其他做法

加入个人喜欢的其他蔬菜，或以其替换菜谱中所用蔬菜。

在阶段 2 和阶段 3，可选择糙米的做法：将菠菜和其他蔬菜一起下锅。在蔬菜和鸡肉出锅之后，在锅内的汤汁中加入煮好的糙米或藜麦，分量按照每人份½杯计（按菜谱足量制作为 2 杯）。炒至汤汁全部被米吸收为止。米饭盛入盘中，将蔬菜和鸡肉盖浇在米饭上。

如果需要做成素食，可用 700 克超硬豆腐替代鸡肉。豆腐排干水后用吸水纸轻压，切小块，再加些盐或酱油来调味。

还可用 450 ~ 560 克去壳去沙线的虾肉来替代鸡肉。

如果想做胡椒牛排，可以用约 560 克牛排条替代鸡肉，蔬菜换成洋葱和红、黄、绿彩椒。

卡路里：371　　碳水化合物：22 克　　脂肪总量：15 克

蛋白质：40 克　　膳食纤维：8 克

柠檬蒜香烤鱼（全阶段）

这道食谱简单省时，几乎所有白肉鱼都可以用，三文鱼也一样适用。这是工作日的完美晚餐，20 分钟内主菜、佐菜就都有了。

准备时间：5 分钟

总用时：15 分钟

4 人份

- 570 ~ 680 克白肉鱼片（鳕鱼、小鳕鱼、白鳕鱼或其他白肉鱼）
- ½茶匙盐，或适量增加以调味（鱼片厚度超过 2.5 厘米时）
- 2 汤匙特级初榨橄榄油
- 1 ~ 2 瓣大蒜，切末
- ½只柠檬，切薄片
- 鲜欧芹、香菜或小葱切碎，装盘点缀用

烤箱设成烧烤模式。

鱼片冲净，把水拍干，撒上一层盐。用铸铁煎锅或烤箱用平底锅，中火热油。加入蒜末，略炒几秒。鱼片放入锅中，两侧各煎几秒钟后，出锅关火。

在同一锅中，将柠檬片单层铺好。鱼片放在柠檬片上。最好能让鱼片盖住绝大部分的柠檬片，这样柠檬就不会煳掉，还能做出美味的酱汁来。

将锅放入烤箱，烤至鱼肉发白，朝上的一面开始焦黄为止，鱼片厚度每增加 2.5 厘米需要多烤 8 ~ 10 分钟。将烤好的鱼片盛入盘中。如果锅中还有汤汁，可在炉灶上加热 3 ~ 5 分钟，收汁至浓稠。将收好的汁倒在鱼上，再摆上几片柠檬，最后撒上欧芹点缀即可上桌。趁热食用。

其他做法

三文鱼做法：用带皮的三文鱼替代，烤时鱼皮朝上，烤至鱼皮酥脆即可。

卡路里：205 　　碳水化合物：2 克 　　脂肪总量：8 克

蛋白质：31 克 　　膳食纤维：0 克

软香羊腱（全阶段）

入口即化，名副其实！

准备时间：5 分钟

总用时：1 小时 45 分钟

4 人份

- 4 只中等大小的羊腱（约 1.1 千克）
- 1 杯红酒
- ½ 杯水
- 1 片月桂叶
- 10 粒黑胡椒，整粒
- ½ ~ ¾ 茶匙盐

羊腱放入深锅。加入红酒、水、月桂叶和黑胡椒粒。撒盐，中火煮开。减至中低火，盖上盖子炖煮，每隔 20 分钟将羊腱翻面，至肉烂离骨，至少需要 90 分钟。然后将火调小，或视情况稍加一些水，防止羊肉烧煳。羊腱出锅盛入盘内。锅内汤汁以中火炖 3 ~ 5 分钟收汁。将汁倒在羊肉上，即可上桌食用。

其他做法

烹制时可撒入你喜欢的干香草，比如百里香，或者牛至。

可以改用慢烧锅烹制，具体请参见慢烧锅的使用手册。

可以用猪里脊肉、猪蹄膀替代羊腱。

卡路里：442　　碳水化合物：1 克　　脂肪总量：30 克

蛋白质：41 克　　膳食纤维：0 克

意式番茄酱炖菜（全阶段）

这道菜在传统基础上又有所创新，既能满足大家对意大利美食的渴望，又能极好地在一餐中加入更多的蔬菜。阶段 1 时可以当主菜，阶段 2 时可以淋在藜麦或者小米上做浇头，阶段 3 时则可以拌在全麦意大利面里。

准备时间：10 分钟

总用时：30 分钟

4 人份

- 1 茶匙特级初榨橄榄油

- 1 只小洋葱，切丁

- 1 瓣大蒜，切末

- 1 只大西葫芦，切成小块

- ⅛ 茶匙盐

- ¼ 茶匙黑胡椒粉

- 2 ～ 3 杯意式番茄酱（不加糖）

- 1 份丹贝丁（第 310 页）

- 1 ～ 2 杯切分好的绿叶净菜（羽衣甘蓝、芥蓝叶、菠菜、芝麻菜、甜菜叶、莙荙菜等，切成小块）

炒锅或汤锅上油，中火加热。加入洋葱、蒜、西葫芦、盐和黑胡椒，炒至洋葱变软，约需 5 分钟。拌入意式番茄酱。

拧至中低火，盖上盖子，焖 10 分钟，或至西葫芦变软。倒入丹贝丁和绿叶菜，翻炒几下，盖上盖子继续焖，至蔬菜叶变软但颜色仍鲜亮即可。羽衣甘蓝和芥蓝需要焖 3 ~ 5 分钟。如本身就是质软一些的菜，比如菠菜和芝麻菜，只需 1 ~ 2 分钟即可。

可根据个人口味，适量增减调料用量。阶段 1 可如上烹制，阶段 2 加入全谷主食，阶段 3 时则可作为全谷意大利面的拌料。

其他做法

为了能保持丹贝的酥脆感，可以不放在酱里，改为出锅后每份撒上 85 ~ 110 克的丹贝丁作为点缀。

蔬菜可根据个人口味，换成蘑菇、茄子、甜椒、西兰花、烤蒜、朝鲜蓟心，或者新鲜香草。

丹贝可以换成 570 克火鸡肉馅、牛肉馅、羊肉馅，或者 680 克去皮脱骨的鸡腿。肉要与蔬菜一起烹制至熟，盐量增至½茶匙，或视个人口味而定，具体取决于所用番茄酱的盐含量。

卡路里：429　　碳水化合物：25 克　　脂肪总量：28 克
蛋白质：25 克　　膳食纤维：12 克

豆麦牛肉煲（全阶段）

虽然有些耗时，但这道菜肉质软嫩，汤汁浓厚，你付出的耐心绝对有超值回报。做好后可以马上吃，不过如果在冰箱保存 24 小时后再吃，味道更佳。

准备时间：20 分钟

总用时：1 小时

4 人份

- 1 汤匙特级初榨橄榄油
- 450 克牛肩肉，或者其他炖肉用牛肉，切成 1.2 厘米丁状
- 1 茶匙盐
- ¼茶匙黑胡椒粉，另准备一些最后点缀用
- 1 只中等大小的洋葱，切丝
- 1 棵西芹，切丁
- 4 杯水
- 1¾ 杯罐装番茄丁（400 克装，1 罐）
- ½ 杯生大麦
- 1¾ 杯熟的四季豆，冲净沥干（420 克装，1 罐）
- 8 杯切好的莙荙菜或其他绿叶菜
- 2 茶匙切碎的鲜迷迭香叶，或者 1 茶匙干迷迭香叶
- 1 茶匙干百里香叶，想要味道更浓，可加大用量
- 鲜欧芹或小葱，切碎，点缀用

烤箱预热至 162℃。

带盖的烤箱汤锅内或烤箱铸铁锅内放油，中火热油。放入牛肉、盐和黑胡椒粉，炒至金黄。加入洋葱、西芹、水、番茄、大麦、四季豆、一半的莙荙菜、迷迭香叶和百里香叶，煮开。盖上盖子，移入烤箱，烤 1 个小时。

从烤箱中取出，趁热拌入另一半莙荙菜。视个人口味，调整咸淡。撒入现磨的黑胡椒和百里香调味。趁热食用。剩余部分最多可在冰箱保鲜 3 日，或分成几份冷冻保存。

其他做法

不想烤的话，也可以在炉子上慢慢煲，或改用慢烧锅。

如果想要不含麸质的浓汤，可以用糙米替代大麦。

可根据个人喜好，添加其他香草或佐料，如红辣椒或者咖喱。

想做成素食的话，可以用豆腐代替牛肉。取 390 ~ 450 克超硬豆腐，沥干后，以厨用纸轻压去除多余水分，然后切成 1.2 厘米小块。

卡路里：423　　碳水化合物：43 克　　脂肪总量：13 克

蛋白质：35 克　　膳食纤维：13 克

锅仔卷心菜（全阶段）

这道食谱是传统卷心菜肉卷的精简版。有了它，你既可以享受到卷心菜卷蘸甜酱的惬意与满足，还省却了往一片片菜叶里卷馅的麻烦。

准备时间：15 分钟

总用时：1 小时 25 分钟

4 人份

- 1 只中等大小的洋葱，四等分切开

- 4 瓣大蒜

- 1 只红甜椒，去蒂去籽

- 570 克精瘦牛肉馅

- 1 茶匙盐

- ¼ 茶匙黑胡椒粉

- 3½ 杯罐装番茄丁（400 克装，2 罐）

- 2 ~ 4 汤匙苹果醋

- 1 只苹果，去核，四等分切开

- ¼茶匙肉桂粉

- 5 ~ 6 杯卷心菜丝（大约半个小卷心菜，去心）

烤箱预热至 190℃。中号炖锅内放 7 厘米深的水，大火烧开。食品料理机内放入洋葱、蒜和甜椒，打碎。（如果你没有料理机，就把这些食材细细切碎。）切好的食材放入一个中号碗中。（食品料理机先放在一旁不要洗，还要用到。）拌入牛肉馅，同时放 ½ 茶匙盐和 ⅛ 茶匙黑胡椒粉。

加工机内再放入番茄、醋、苹果、肉桂粉，剩下的 ½ 茶匙盐和 ⅛ 茶匙黑胡椒粉，打至苹果呈小粒。也可用能放入浸入式搅拌机的罐子，但要保证搅拌时不会溅出水来。

卷心菜丝在锅里开水中焯约 30 秒后捞出，一次焯 1 ~ 2 杯，分成几次焯完。焯好后，用笊篱或漏勺捞出，放在大盘子上沥水。

取 22 厘米 ×30 厘米的烤箱用烤盘一只，盘底倒入 1 杯番茄苹果粒，匀开铺好。上面再铺一层卷心菜丝，用量为全部卷心菜丝的一半；卷心菜丝上铺一层牛肉洋葱馅，用量为全部牛肉洋葱馅的一半。之后倒入第二杯番茄苹果粒，匀开铺好，倒入剩下的卷心菜丝铺好，再倒入剩下的牛肉洋葱馅铺好。最后将剩下的番茄苹果粒撒上。烤盘包上铝箔纸，入烤箱烤 45 分钟。再剥掉铝箔纸，继续烤 30 分钟即可。

其他做法

若烹制素食版，可用一份丹贝丁（第 310 页）取代牛肉，同时将盐量减半。

还可用 570 克火鸡馅替代牛肉。

想让口味更为温和，可减少苹果醋的用量。

卡路里：366   碳水化合物：26 克   脂肪总量：14 克

蛋白质：32 克   膳食纤维：6 克

菜花馅牧羊人馅饼（全阶段）

这道食谱在我们的参与者中备受青睐。里头的菜花和白豆，比传统的土豆馅料更好吃，口感更丰富……至于孩子们，你不告诉他们里面没加土豆，他们根本就吃不出来！不妨试试做几份，冷冻起来，把它们变成加热即食的快餐。采用丹贝的做法，则可以把这道派变成美味的素食。

准备时间：15 分钟

总用时：45 分钟

6 人份

- 1 只小号或中等大小的菜花，切成大块（4～6 杯）

- 1 只大洋葱，四等分切开

- 2 瓣大蒜

- 1 只中等大小的球茎茴香（或者换成 4 只小胡萝卜），切大块

- 1 茶匙加 2 汤匙特级初榨橄榄油或黄油

- 220 克褐菇或小蘑菇，切片

- 725 克精瘦牛肉馅

- 1¼ 茶匙盐

- ⅛ 茶匙加 ¼ 茶匙黑胡椒粉

- 170 克罐装番茄酱

- ½ 杯水

- 少量红辣椒（可选）

- 1¾ 杯熟白腰豆，或者其他白豆，沥水冲净

菜花入汤锅，加水，水量以刚刚没过菜花为准。大火烧开，改为中火，煮至菜花变软，约需 10 分钟。

煮菜花的同时，将烤箱预热至 180℃。

将洋葱、蒜和茴香放入食品料理机内，打碎成馅。

大煎锅内倒入 1 茶匙橄榄油，中火烧热。倒入刚打好的洋葱馅、蘑菇、牛肉、½ 茶匙盐和 ⅛ 茶匙的黑胡椒粉。翻炒至牛肉呈焦黄色，需 5 ~ 10 分钟。

小碗内倒入番茄酱，加水搅开。将搅好的番茄酱，倒入炒牛肉馅的锅内。加入红辣椒（如果用的话），然后关火。

菜花出锅沥水，锅内水倒净。将菜花重新放入汤锅，将剩下的 2 汤匙油、¾ 茶匙盐和 ¼ 茶匙黑胡椒粉以及白豆倒入锅中，用搅拌器捣烂成泥。

将炒好的牛肉馅盛入 22×30 厘米的烤盘中（或者 6 只 10 ~ 12 厘米的小烤盘中）。将菜花糊铺在牛肉馅上。入烤箱烤 20 ~ 30 分钟，或至烤盘内开始沸腾起泡即可。

可以马上食用。也可凉后冷藏，或将剩余的部分冷冻。如果选择将做好的派冷藏，食用时要在预热至 180℃ 的烤箱中烤至热透，大约需要 20 分钟。趁热食用。

其他做法

要做素食版，可用 1 份食谱量的丹贝丁（第 310 页）代替牛肉，水量需增至 1 杯，盐量减少 ½ 茶匙，或根据个人口味减少。

还可用 725 克火鸡肉馅或羊肉馅取代牛肉。

卡路里：400   碳水化合物：31 克   脂肪总量：17 克
蛋白质：32 克   膳食纤维：8 克

现代版牛肉酱三明治（阶段2和阶段3）

谁不爱吃牛肉酱三明治？再挑嘴的人，都会喜欢上这道改造的美食。最好配上一份凉拌卷心菜（第352页），再来一个烤红薯条（第351页），一餐饭就算大功告成了。

准备时间：10分钟

总用时：20分钟

4人份

- 2汤匙特级初榨橄榄油

- 1只洋葱，切丁

- 1只红甜椒，去蒂去籽，切丁

- 570克精瘦牛肉馅

- 1茶匙盐

- 1¾杯罐装番茄丁（400克装，一罐）

- 1汤匙蜂蜜

- ¼杯苹果醋

- ¼茶匙丁香粉

- ¼茶匙肉桂粉

- ¼茶匙芥末粉

- 茶匙黑胡椒粉

- 红辣椒，调味用

- 阶段3时：2只全麦汉堡包面包（如果可能的话，最好是发芽谷物粉做的面包）

大炒锅中火热油。倒入洋葱和甜椒，翻炒3分钟。加入牛肉馅和盐，继续翻炒至牛肉呈金黄色，约需5分钟。

在食品料理机内，或在放入浸入式搅拌机的大广口玻璃罐内，将番茄丁、蜂蜜、苹果醋、丁香粉、肉桂粉、芥末粉、黑胡椒粉和红辣椒打碎。打好后，倒入炒锅与牛肉馅拌在一起。中低火焖 5 ~ 10 分钟。可作为阶段 2 的主菜，在阶段 3 时，可在面包上放牛肉馅，做成单片三明治。

其他做法

要做素食版，可用 390 ~ 450 克超硬豆腐代替牛肉。豆腐需沥干后用厨用纸轻压，去除多余水分。同法烹制，视个人口味，可适度增加盐量。

阶段 2

| 卡路里：377 | 碳水化合物：13 克 | 脂肪总量：23 克 |

| 蛋白质：28 克 | 膳食纤维：2 克 |

阶段 3（配发芽全麦汉堡面包）

| 卡路里：462 | 碳水化合物：30 克 | 脂肪总量：23 克 |

| 蛋白质：28 克 | 膳食纤维：5 克 |

香草烤鸡腿（全阶段）

烹制鸡的方法，没有比这个更简单的了。发挥你的创意，加入你喜欢的香草组合。剩下的鸡腿肉可做沙拉，也可包进生菜叶，浇上奶油汁，都是美味佳肴。

准备时间：5 分钟

总用时：50 分钟

4 人份

- 6 ~ 8 只带骨带皮的鸡腿（约 900 克）

- 1 汤匙特级初榨橄榄油
- 1 ~ 2 茶匙干的意大利混合香草（或换成你喜欢的香草组合）
- $^1/_2$ ~ $^3/_4$ 茶匙盐
- $^1/_4$ 茶匙黑胡椒粉

烤箱预热至 176℃。取一个 22 厘米 × 22 厘米的烤盘，将鸡腿鸡皮朝上摆好。撒适量油、干意大利混合香草、盐和黑胡椒粉。烤 45 分钟，或至鸡肉烤透，无粉色为止。烤制过程中，要不时将烤盘内的汤汁淋在鸡腿上。

其他做法

可用 $^1/_3$ 杯黄芥末油醋酱（第 334 页）代替橄榄油。

卡路里：350   碳水化合物：1 克   脂肪总量：24 克

蛋白质：32 克   膳食纤维：0 克

墨西哥鸡丝（全阶段）

这道菜既可以做墨西哥玉米薄饼沙拉的馅料，又可以做成炖菜，或者包在墨西哥玉米薄饼或者墨西哥鸡肉玉米饼里（第 313 页）。铺在上面的酱料，可以用牛油果沙拉酱，也可以用酸奶油。多出来的几份，可以在冰箱中保存 3 天。如果冷冻起来，保存的时间则更长。

准备时间：5 分钟

总用时：10 ~ 25 分钟

可做 6 人份（约 3 杯）

- 3 汤匙特级初榨橄榄油
- 6 ~ 8 只去骨去皮的鸡腿（约 795 克）

- ¼茶匙蒜粉

- 1 茶匙孜然粉

- ¼茶匙红辣椒粉，如新墨西哥辣椒、安秋辣椒〔ancho〕或
  者迪阿波辣椒 (de arbol)

- 红辣椒适量，或看个人喜好

- ½茶匙盐

- ⅛茶匙黑胡椒粉

　　大煎锅中火热油。加入鸡肉、蒜粉、孜然粉、红辣椒粉、盐、红辣椒和黑胡椒粉。

　　盖上盖子煎。要不时翻动，特别是刚开始的时候。到鸡汁开始渗出，与油混合形成汤汁为准。中间视需要可以加水，每次只加 1 汤匙，以防止烧煳或粘锅。煎至鸡肉完全熟透，大约需15 ～ 20 分钟。用两只叉子，将锅中鸡肉分开，要按照鸡肉的纹路，分成细细的鸡丝。将鸡丝继续加热，要不停翻动，直至汤汁和调料完全被鸡丝吸收，待鸡肉熟透，时间需3 ～ 5 分钟。

其他做法

　　如需做成素食版，可用 725 克超硬豆腐替代鸡肉。豆腐需沥干并用吸水纸轻压，去除多余水分。将盐增至 1 茶匙，孜然粉增至 2 ～ 3 茶匙。烹煮时间约为 10 分钟。最后的成品看上去应该就像炒鸡蛋。

卡路里：220　　碳水化合物：0 克　　脂肪总量：12 克

蛋白质：26 克　　膳食纤维：0 克

煎丹贝或豆腐条（全阶段）

丹贝和豆腐的烹制，可能刚开始会让你不知从何入手。不过一旦掌握了，就可以不时用来作为肉的替代品。这道菜手法简便，主要是对丹贝或豆腐进行初步加工，以备其他食谱所用。备好的丹贝或豆腐，可以替代任何肉类食谱中的肉类食材，比如香草烤鸡腿（第306页）中的鸡腿，或者软香羊腱（第297页）中的羊腱。如果想选择任何肉类食谱的素食版，记得将这道食谱加到准备日的工作中。一次准备一周的用量，放在冰箱里，让做饭变得轻松又省时。

准备时间：3分钟

总用时：20分钟

4人份

- 2汤匙特级初榨橄榄油
- 454克大豆丹贝，纵向切成0.6厘米宽的小条，或者准备390 ~ 450克超硬豆腐，沥干并用厨用纸轻压吸水，切成0.6厘米厚的豆腐片
- 1汤匙酱油
- 3汤匙水
- ¼茶匙蒜粉

铁锅或煎锅内倒油，中火至中高火加热。丹贝条单层摆入锅内，煎至金黄焦脆，用时5 ~ 7分钟。翻面，将另一面同样煎至金黄焦脆。火力拧至小火。小碗中倒入酱油、水和蒜粉调汁。将调好的汁倒入金黄色的丹贝上。

丹贝：盖上盖子焖制3分钟。将丹贝条翻面，开锅再熬3分钟，

以均匀入味。

豆腐：开锅继续煎制，一面煎一分钟即可。

可马上食用，也可冷藏供其他食谱取用。

其他做法

可在调味汁中加入生姜或其他香草或香料。

将丹贝或豆腐浸入调味汁中腌制入味。丹贝腌一夜，豆腐腌几个小时即可。然后从调味汁中取出，按上面做法入锅烹制，最后将调味汁倒入锅中，慢火炖至全部吸收。

煎豆腐条：

卡路里：169　　碳水化合物：2 克　　脂肪总量：13 克

蛋白质：16 克　　膳食纤维：2 克

煎丹贝：

卡路里：251　　碳水化合物：14 克　　脂肪总量：13 克

蛋白质：22 克　　膳食纤维：5 克

丹贝丁

按照本食谱对丹贝进行预加工，能让丹贝味道更有层次感，口感与肉质更接近。在你喜欢的食谱里，都可以用丹贝丁替代各种肉馅。这种蛋白质极为丰富的豆制品，能让你的胃口得到意想不到的满足。而且烹制好的丹贝，可以保存较长时间。别忘了将这道菜谱列入常规的准备工作。一次要将一周的用量准备好，放入冰箱冷藏保存，将煮饭变得轻松又省时。

准备时间：5 分钟

总用时：25 分钟

4 人份

- 3 汤匙特级初榨橄榄油

- 1 茶匙盐

- 454 克丹贝，切碎或切丁均可

  烤箱预热至 190℃。

  先将油和盐倒入丹贝，搅拌均匀后移入 22 厘米 ×30 厘米烤盘。烤制 20 ～ 30 分钟，期间要定时翻动丹贝丁，烤至焦黄酥脆即可。

  其他做法

  铁锅或厚底锅内倒油，中火加热。倒入丹贝和盐。不断翻炒，边炒边用锅铲将比较大的结块碎成小块。炒至丹贝色泽金黄，

  入味熟透即可，大约需 20 分钟。期间可视情况加水，以防止煳锅或粘锅。

卡路里：279　　碳水化合物：13 克　　脂肪总量：16 克

蛋白质：22 克　　膳食纤维：5 克

地中海风味鸡（全阶段）

这道菜荤素搭配、风味十足、老少皆宜，能满足不同口味，是家庭聚会的佳选。下次的便餐聚会，别带辣子鸡了，带这个试试吧。

准备时间：10 分钟

总用时：30 分钟

4 人份

- 3 汤匙特级初榨橄榄油

- 6 只去骨去皮的鸡腿（约 725 克），切成 2.5 厘米厚的小块
- ¼ ~ ½ 茶匙盐，具体需视橄榄和菲达奶酪的含盐量而定
- ¼ 茶匙黑胡椒粉
- 1 只中等大小的洋葱，切成半月形
- 4 瓣大蒜，切成蒜末
- 3½ 杯罐装番茄丁（400 克装，大约 2 罐）
- ¾ 杯卡拉马塔橄榄
- 1⅓ 杯熟鹰嘴豆，沥干冲净
- 225 克嫩菜豆（约 2 杯，或一大把）
- ¼ 杯（约 280 克）菲达奶酪，装盘点缀用

　　煎锅或砂锅内倒油，中火热油。加入鸡肉、盐和黑胡椒粉，炒 5 分钟左右。然后加入洋葱和大蒜，继续翻炒至洋葱变软，约需 5 分钟。再倒入番茄丁、橄榄和鹰嘴豆。煮开，拧至中小火，焖 10 ~ 15 分钟，或焖至鸡肉完全熟透。倒入嫩菜豆。盖上盖子，继续焖 3 ~ 5 分钟，焖至菜豆发软，但绿色仍然鲜亮即可。最后涂上菲达奶酪，趁热上桌。

其他做法

　　如需素食版，可用 725 克超硬豆腐代替鸡肉，沥水后用吸水纸轻压，然后切成小块。

如果是处在阶段 2 和阶段 3，所需的油减为 1 ~ 2 汤匙。

卡路里：495　　碳水化合物：28 克　　脂肪总量：24 克

蛋白质：41 克　　膳食纤维：8 克

墨西哥鸡肉玉米饼（阶段3）

谁会不喜欢墨西哥鸡肉玉米饼？给全家人做饭，墨西哥鸡肉玉米饼是最省时、最简单的方法之一。而且鸡肉玉米饼好保存，易携带，第二天热一热，不论当早餐、午餐还是点心都好吃。做的时候，可以按两倍量准备。多做的一份，可以保存起来，第二天再吃。

准备时间：5分钟

总用时：10分钟

4人份（2整块鸡肉玉米饼）

- 4张20厘米全麦饼或发芽谷物饼
- 6汤匙蒙特利杰克奶酪碎，或切达奶酪碎
- 1杯墨西哥鸡丝（第307页）
- ½杯新鲜香菜末
- 2汤匙墨西哥辣椒酱（莎莎酱）

平底铁锅或烤盘中高火加热。面饼放入锅中烘烤，15秒钟后翻面。

拧低至中火。将1½汤匙奶酪撒在饼上，尽量整张饼撒匀。奶酪上再撒½杯鸡丝和¼杯香菜末，都要均匀撒开。然后在上面再撒上1½汤匙的奶酪，最后将第二张饼盖在上面。

先将其中一面烤至金黄色，需1～2分钟。然后用一只大锅铲，将整个鸡肉玉米饼翻面，让另一面也烤成金黄色，同样需1～2分钟。翻面的过程中，要注意不要让里面的馅料掉出来。小心地把饼从锅里挪到熟食菜板上，静置2～3分钟冷却。剩下的面饼、奶酪、鸡丝和香菜，用同样方法，再做一块鸡肉玉米饼。

每张鸡肉玉米饼切成 6 块，撒上墨西哥辣椒酱，趁热食用。

小贴士：要想面饼呈现诱人的金黄色，平底铁锅是首选。烤出来的味道，和刚从烤盘上端下来的一样。

其他做法

把墨西哥辣椒酱和香菜一样，加进饼馅里。

饼上加牛油果沙拉酱，或者牛油果片配酸奶油。

如需素食版，可用¾杯黑豆豆腐末（第 283 页）或者墨西哥鸡丝的豆腐版（第 307 页）来替代鸡肉。

卡路里：455　　　碳水化合物：49 克　　　脂肪总量：17 克

蛋白质：28 克　　　膳食纤维：10 克

帕玛森奶酪烤茄片（全阶段）

这是参与者最爱的另一道菜，也是抚慰心情的"治愈系"美食。如果你时间紧张，可以提前把食材都配好，用保鲜膜包好放入冰箱，临吃时再做。

准备时间：15 分钟

总用时：45 分钟

4 人份

- 1 只中等大小的茄子（约 454 克），横切成 6 毫米厚的圆片
- 4 茶匙特级初榨橄榄油
- ¾茶匙盐（要根据意式番茄酱的咸度加以调整）
- 397 ~ 450 克超硬豆腐，沥干并用厨用纸轻压吸水
- ⅛茶匙黑胡椒粉
- 1 杯马苏里拉奶酪丝

- 1 杯意大利乳清干酪
- 1 只大西葫芦，横切成 6 毫米厚的圆片
- 2 杯意式番茄酱（不加糖）
- ¼ 杯新鲜罗勒叶
- ¼ 杯帕玛森奶酪丝

烤箱预热至 218℃。

茄子片上刷油，放入大烤盘，单层摆放，或两片间稍有重叠（如果放不下，就用两只烤盘）。撒入 ¼ 茶匙盐。烤至茄片变软，需 12 ~ 15 分钟。将茄片从烤箱中取出，但烤箱不要关掉。

豆腐放入大碗，碾碎，撒入黑胡椒粉和剩下的 ½ 茶匙盐拌匀。加入马苏里拉奶酪和乳清干酪，再次搅匀。

取 22 厘米 ×30 厘米烤盘，倒入 ¾ 杯意式番茄酱铺底。然后撒入一半罗勒叶、一半烤茄片、一半西葫芦和一半马苏里拉奶酪丝。再倒入 ¾ 杯番茄酱，然后把剩下的罗勒叶、茄子、西葫芦和马苏里拉拌好铺上。最后将剩下的番茄酱全部倒入，并均匀地撒上一层帕玛森奶酪丝。

放入烤箱，烤至茄子彻底变软，表层的帕玛森奶酪丝金黄诱人，奶酪下有气泡起伏就大功告成了，约需 30 分钟。趁热食用。

其他做法

还可加入其他个人喜欢的蔬菜，如红甜椒或洋葱等。

如果想更加省时，可用已烤好的冷冻蔬菜取代茄子和西葫芦，这样就不需要提前烤茄子了。

卡路里：485　　碳水化合物：17 克　　脂肪总量：34 克

蛋白质：34 克　　膳食纤维：8 克

椰香咖喱虾（全阶段）

虾、浓椰奶和腰果，与香辣咖喱的完美结合，丰富了这道菜的层次感，让人回味无穷，绝不会让你对米饭念念不忘。（而且过了阶段 1，也不用再憋着不吃米饭了！）这还只是用椰香咖喱酱（第 336 页）烹制的其中一道菜，其实每道菜都让人垂涎欲滴。

准备时间：5 分钟

总用时：20 分钟

4 人份

- 1 茶匙味道中性的食用油，如高油酸红花油，或牛油果油
- 725 克中等大小的虾，去壳去沙线
- ¼ 茶匙盐
- 2 只中等大小的胡萝卜，切成细丝或擦成粗丝（约 1 杯）
- ½ 红甜椒，去蒂去籽，切丁
- 2 杯卷心菜丝
- 340 克到 450 克荷兰豆或甜豆（30 ～ 40 颗）
- 2½ 杯椰香咖喱酱（第 336 页）
- ½ 杯新鲜香菜末
- 咖喱粉
- 3 杯（净菜叶）菠菜，切碎

大煎锅或汤锅中火热油。虾入锅，撒盐。炒至虾肉变红，需 3 ～ 5 分钟。

倒入胡萝卜、甜椒、卷心菜、荷兰豆和椰香咖喱酱。烧开后，转中低火，盖上盖子焖，不时翻动，焖至蔬菜变软但色泽依然鲜亮，且汤汁变浓稠为止，需 5 ～ 7 分钟。倒入香菜。根据个人口味，

可再加一些咖喱粉或盐调味。

将菠菜叶铺在大餐盘上，或每个人的小碗中。将蔬菜咖喱等趁热倒在菠菜叶上。热汤会将菠菜叶自然烫软。趁蔬菜颜色还鲜亮时，即刻食用。

其他做法

如需素食版，可用¾杯熟鹰嘴豆和454克超硬豆腐代替虾。鹰嘴豆要沥干冲净。豆腐要沥干，并用吸水纸轻压吸水，然后切成小块。盐要增加到½茶匙，或视个人口味而定。

还可以用725克鸡或鱼替代虾。如果用鸡肉的话，要先切成鸡丁，然后炒7 ~ 10分钟，至鸡肉中间没有粉色为止。

如处于阶段2和阶段3，可以将每份菜量稍减，佐以¼ ~ ½杯的糙米饭或藜麦饭。

可加入或替换个人喜欢的蔬菜。

可另外加入½ ~ 1杯熟鹰嘴豆，以进一步增加汤汁的浓稠度。

卡路里：421　　碳水化合物：21克　　脂肪总量：25克
蛋白质：30克　　膳食纤维：4克

墨西哥香辣蛋黄酱烤鱼（全阶段）

这道菜谱是鱼肉的一种快捷做法。做出的鱼肉中，既有烟味辣椒的烟熏味，又有蛋黄酱的浓稠幼滑。

准备时间：5分钟

总用时：30分钟

4人份

- 725克白肉鱼片（黑线鳕、银鳕、小银鳕、无须鳕或者其

他白肉鱼）

- ¼ 茶匙盐

- ⅔ 杯香辣蛋黄酱（第 338 页）

- 新鲜香菜或小葱切末，点缀用

烤箱预热至 218℃。

　　鱼片洗净，用纸拍干。抹少许盐，放入烤盘。鱼片上抹一层香辣蛋黄酱，将蛋黄酱全部用掉，所有鱼片都要均匀抹开。入烤箱，烤 20 ~ 25 分钟，至鱼肉变白，能轻易分离为止。如果鱼片薄，用时就要短些。对于厚度超过 2.5 厘米的鱼片，用时要长些。烤好后，撒香菜点缀，即可上桌食用。

卡路里：293　　　碳水化合物：1 克　　　脂肪总量：18 克

蛋白质：31 克　　　膳食纤维：0 克

蜂蜜香醋腌鱼（阶段 2 和阶段 3）

　　这道菜甜酸可口，最适合夏夜！

准备时间：2 分钟

总用时：55 分钟

4 人份

- ½ 杯蜂蜜香醋汁（第 344 页）

- 570 ~ 680 克白肉鱼片（银鳕、小银鳕、无须鳕或者其他白肉鱼）

- 鲜欧芹或小葱切末，点缀用

　　鱼片冲净，用纸拍干，放入烤盘。倒入调味汁，放冰箱腌制 30 分钟至 1 个小时（鱼片薄、肉质嫩的话，腌的时间可以缩短一点，鱼片厚、肉质结实的话，就要腌久些）。

烤箱预热至218℃。鱼片带汁烤20～25分钟，或至鱼肉变白，能轻松分离为止。薄鱼片用时会短些，厚度超过2.5厘米的鱼片，用时需长些。

如果烤盘中剩下的调味汁看着太稀，可将鱼移入大餐盘，将调味汁倒入深平底锅，中火在炉子上加热收汁，中间要不断搅拌。吃时，将收好的汁倒在鱼上，并撒入欧芹末点缀。

其他做法

如果处于阶段1，调味汁可改为姜豆油醋酱（第337页）、黄芥末油醋酱（第334页）或牧场酱（第343页）。

卡路里：237　　　碳水化合物：8克　　　脂肪总量：8克

蛋白质：32克　　　膳食纤维：0克

葡萄核桃鸡肉沙拉（全阶段）

这道高蛋白质的沙拉，甜度脆度刚刚好。菜谱中蛋黄酱的用量，有相当大的增减空间。用量为3汤匙起，如果你喜欢酱多些，再加2汤匙也不是问题。

准备时间：5分钟

总用时：5分钟

2人份

- 225克熟鸡腿，去皮后切丝或切丁

- $\frac{1}{2}$杯熟鹰嘴豆，沥干冲净

- 1杯芹菜丁（约2根）

- $\frac{1}{2}$～1杯胡萝卜丝（1～2只中等大小的胡萝卜）

- 2 杯葡萄，每颗切成两半（约 454 克）

- 2 汤匙核桃碎，已烤好的（第 402 页）

- 3 ~ 5 汤匙原味蛋黄酱（第 328 页），或者用超市买来的蛋黄酱（不加糖）

- 2 茶匙鲜柠檬汁

- ¼ 茶匙盐

- 2 ~ 3 杯切碎的罗曼生菜

- 现磨黑胡椒粉

在中号碗中，倒入鸡肉、鹰嘴豆、芹菜、胡萝卜、葡萄、核桃、蛋黄酱、柠檬汁和盐。搅拌混合均匀。混入生菜叶，搅拌。最后撒入黑胡椒粉调味点缀。

小贴士：把鸡肉放入沙拉前，一定要提前入味。鸡肉可以是前一天晚餐剩下的，也可以用超市里买来的烤鸡。这道沙拉最好能在加生菜前，留出一两个小时的时间充分入味。生菜在临吃前再加即可。

其他做法

如需素食版，可用 112 克煎丹贝或豆腐条（第 309 页）切小块，或者丹贝丁（第 310 页）代替鸡肉。

阶段 2：用藜麦替代鹰嘴豆。

阶段 3：用油炸面包丁替代鹰嘴豆。

卡路里：572   碳水化合物：35 克   脂肪总量：34 克

蛋白质：34 克   膳食纤维：8 克

蓝纹奶酪牛排沙拉（全阶段）

这道采用新做法的传统菜，让很多参加试点测试的体验者都不由得发问，"这是减肥食品吗？"食谱中的蓝纹奶酪酱用量，有相当的增减空间。6汤匙起，如果你喜欢酱多些，再加2汤匙也不是问题。

准备时间：5分钟

总用时：10分钟

2人份

- 224克嫩牛排
- 1茶匙特级初榨橄榄油
- $\frac{1}{4}$茶匙盐
- $\frac{1}{4}$茶匙黑胡椒粉，多准备一些装盘时用
- 2～3杯切碎的罗曼生菜
- $\frac{1}{2}$杯熟白腰豆或其他白豆，沥干冲净
- 1杯胡萝卜丝（1根大胡萝卜）
- 2只小番茄，切丁，或个人喜欢的新鲜蔬菜
- 6～8汤匙蓝纹奶酪酱（第332页）

厚底锅中高火加热。牛排抹油，撒上盐和黑胡椒粉。将牛排放入锅中，煎至一面呈焦黄，约需90秒钟。

如果牛排厚度超过2.5厘米，烤的时间需稍长些。牛排翻面，再烤90秒钟，或烤至个人喜欢的熟度。将肉从锅中取出，放在案板上。

取快刀，将牛排切成薄片。取大碗，放入生菜、白豆、胡萝卜、番茄和牛排。倒入蓝纹奶酪酱。最后撒入黑胡椒粉装盘。

其他做法

如需素食版，可用 224 克煎丹贝或煎豆腐条（第 309 页）切小块，或丹贝丁（第 310 页）替代牛排。

可用上一顿剩下的熟鸡肉（去掉鸡皮）替代牛排。熟鸡肉是超市买的烤鸡或者香草烤鸡腿（第 306 页）。

阶段 2：用藜麦替代白腰豆。

阶段 3：用油炸面包丁替代白腰豆。

卡路里：525　　碳水化合物：27 克　　脂肪总量：30 克

蛋白质：38 克　　膳食纤维：7 克

三文鱼沙拉（全阶段）

用三文鱼取代传统的金枪鱼，更便于从食物中获取保护心脏的不饱和脂肪酸 omega-3，降低汞中毒的几率，同时还能享受美味又简单的菜肴。为了增加食物的多样性，可以把这个食谱当作范例，尝试其他的蛋白质食物。比如用煮鸡蛋取代三文鱼，做成鸡蛋沙拉，还可以做成豆腐沙拉。还可以卷做生菜卷，或者铺到沙拉绿叶菜上，又或者和黄瓜混在一起，变成一顿点心。

准备时间：7 分钟

总用时：7 分钟

2 人份（约 1¾杯）

- 1 听（210 克）三文鱼罐头
- 1 棵西芹梗，切丁（约½杯）
- ¼杯胡萝卜丝（约½只中等大小的胡萝卜）
- 3 ~ 4 棵鲜欧芹，去掉下面的粗梗，取上面的嫩梗和叶子切末

- $\frac{1}{2}$ ~ $\frac{3}{4}$ 杯塔塔酱（第 330 页）

- $\frac{1}{2}$ ~ 2 茶匙鲜柠檬汁

- $\frac{1}{4}$ 茶匙蒜粉

- 盐和现磨黑胡椒粉，调味用

将除盐和胡椒粉外的所有食材倒入大碗拌匀。根据咸淡适量加盐，需视三文鱼罐头的咸淡而定，最后撒入现磨黑胡椒粉装盘。

其他做法

如需素食版，可用 196 ~ 224 克超硬豆腐替代三文鱼。把豆腐控水沥干，以厨用纸轻压去水，压碎后，加入 $\frac{1}{2}$ 茶匙盐和 $\frac{1}{2}$ 茶匙辣椒粉。

卡路里：475　　碳水化合物：5 克　　脂肪总量：34 克

蛋白质：39 克　　膳食纤维：1 克

科布沙拉（全阶段）

20 世纪 30 年代，科布沙拉在位于洛杉矶的 Brown Derby 餐厅诞生。这道菜谱就是这款经典沙拉的微调版。

准备时间：5 分钟

总用时：5 分钟

2 人份

- 2 ~ 3 杯沙拉绿叶蔬菜

- 2 颗白煮蛋，切片

- 1 杯熟四季豆，控干冲净

- 2 片火鸡培根，烤熟切碎（约 56 克）

- 112 克熟的鸡肉或火鸡肉，切成小块

- 1 只大番茄，切丁

- 2 ~ 4 汤匙黄芥末油醋酱（第 334 页）

- 2 汤匙罗克福奶酪碎或蓝纹奶酪碎（约 18 克）

- 现磨黑胡椒粉

　　将除黑胡椒粉以外的所有食材倒入大碗拌匀后，撒入现磨黑胡椒粉装盘即可。

其他做法

　　如需素食版，可用 168 克煎丹贝或豆腐条（第 309 页）切小块，或丹贝丁（第 310 页），替代鸡肉和火鸡培根。

卡路里 460　　　碳水化合物：25 克　　　脂肪总量：25 克

蛋白质：35 克　　　膳食纤维：10 克

碎麦鲜虾沙拉（阶段 2 和阶段 3）

　　这道沙拉清新爽口，最适合做菜饭合一的午餐。冷藏也不会影响口味，所以提前准备也没有问题。如果你喜欢口味重些，可以再加一点孜然、柠檬汁，甚至是辣椒粉。

准备时间：10 分钟

总用时：15 分钟

2 人份

- ½ 杯生的碎小麦（bulgur wheat，也就是碾碎的干小麦）

- ½ 杯沸水

- 2 茶匙特级初榨橄榄油

- 2 瓣大蒜，切末

- 336 克虾，去壳去沙线

- ½茶匙盐
- ¼杯柠檬橄榄油调味汁（第339页）
- ½茶匙孜然粉
- ¼杯熟鹰嘴豆，沥干冲净
- 1只中等大小番茄，切块
- ½杯胡萝卜丝（中等大小的胡萝卜1根）
- 1杯鲜欧芹末
- 2汤匙碎洋葱丁
- 现磨黑胡椒粉
- ¼只牛油果，去壳去核，切片，装盘用

碎小麦放入中号碗，倒入沸水。盖上盖子焖至少5分钟，或至水被吸干为止。

厚底煎锅中加入1茶匙橄榄油，中火热油。加入蒜末、虾和盐，翻炒3～5分钟，或至虾肉变红变硬。离火入盘，放在一旁待用。

在大碗中，倒入柠檬橄榄油调味汁和孜然粉。加入鹰嘴豆、番茄、胡萝卜、欧芹、洋葱和炒好的虾，拌匀。再拌入烫好的碎小麦，撒入现磨黑胡椒粉调味。最后放上牛油果片装盘即可。

其他做法

如需素食版，可用224～280克煎丹贝或豆腐条（第309页）切小块，或丹贝丁（第310页），替代虾。

如需全谷无麸质版，可以根据"全谷食物烹制"（第400页）的说明，将小米（小米的其他做法）或藜麦预先煮熟。用1杯熟小米或藜麦，取代碎小麦。记得要去掉沸水冲烫的步骤。

卡路里：540　　碳水化合物：44克　　脂肪总量：28克

蛋白质：32克　　膳食纤维：12克

大牧场主鸡（全阶段）

给你这一周加一点墨西哥风味！"总觉得饿"的解决方案中有这么多食谱供你选择，不妨预先准备好牧场酱，到时候这道绝妙的美食瞬间就完成了。

准备时间：1 分钟

总用时：25 ~ 45 分钟

4 人份

- 6 只去骨去皮的鸡腿（约 725 克）
- ¼茶匙盐
- ½杯牧场酱（第 343 页）

烤箱预热至 180℃。

将鸡腿肉放入 20 厘米或 22 厘米的烤盘。撒盐。倒上牧场酱，烤 30 ~ 45 分钟，或至熟透。

其他做法

可用 725 克白肉鱼片（鳕鱼、小鳕鱼、白鳕鱼或其他白肉鱼）替代鸡肉，并将烤制时间缩短为 25 分钟。

也可用 725 克超硬豆腐，控水沥干，以吸水纸轻压去水，切成 6 毫米厚的豆腐片替代鸡肉，并将烤制时间缩短为 25 分钟。

卡路里：272   碳水化合物：6 克   脂肪总量：12 克

蛋白质：34 克   膳食纤维：1 克

泰式花生丹贝（全阶段）

传统亚洲美食的素食版。

准备时间：10 分钟

总用时：20 分钟

4 人份

- 1 茶匙特级初榨橄榄油

- 1 只中等大小的洋葱，切丁

- 1 只大胡萝卜，切细丝，或擦成粗丝（约 1 杯）

- 1 大捆羽衣甘蓝，切成小块（4 ~ 5 杯）

- 2 汤匙水

- 1 份食谱量的丹贝丁（第 310 页）

- 1 份食谱量的泰式花生酱（第 331 页）

- 3 杯（净菜）菠菜叶

- 1 杯（净菜）豆芽等（葵花子芽、苜蓿或者其他嫩芽菜），
  装盘用

- ¼ ~ ½ 杯烤花生碎（第 402 页），装盘用

- 1 只青柠，切片，装盘用

　　大煎锅或汤锅中火热油。加入洋葱，炒至洋葱半透明，约需 3 ~ 5 分钟。加入胡萝卜、羽衣甘蓝和水。盖上盖子焖 1 分钟。开盖，倒入丹贝和泰式花生酱。炒 1 ~ 2 分钟，让酱料和丹贝变得滚烫。

　　将菠菜叶放在盘中或每个人的碗中铺好。将泰式花生丹贝趁热倒在菠菜叶上。滚烫的酱汤会将菠菜叶烫软。再撒入芽菜、花生，并挤入一些青柠汁。趁蔬菜颜色还鲜亮时，立刻食用。

其他做法

加入你喜欢的蔬菜，或用你喜欢的蔬菜替换食谱所列的蔬菜。

如处于阶段2，可搭配米饭或藜麦。

如处于阶段3，可搭配面条。

可用450～680克鸡肉、虾或鱼，来替代丹贝。

卡路里：659　　　碳水化合物：41克　　　脂肪总量：42克

蛋白质：38克　　　膳食纤维：18克

酱料

原味蛋黄酱（全阶段）

几乎所有市售的蛋黄酱，里面都加了糖。好在自己做蛋黄酱超级容易。想多做一些，只需要按食谱量翻倍即可。所有需要蛋黄酱的食谱，用我们的原味蛋黄酱都没有问题。

准备时间：5分钟

总用时：5分钟

¾杯

- ¼杯无糖豆奶或全脂奶
- ½茶匙盐
- 1茶匙鲜柠檬汁
- ¼茶匙白葡萄酒醋或者原味米醋
- ¼杯味道中性的食用油，如高油酸红花油或牛油果油

  想吃传统口味的蛋黄酱，再加入⅓杯味道中性的食用油；

想追求更刺激的味道，就加入 1/3 杯初榨橄榄油。

取一只既能放入浸入式搅拌机，又不会溅出水的广口玻璃罐（杯）。倒入所有调味料，搅拌 2 分钟左右，至酱体均匀黏稠。罐子盖上盖子，放入冰箱静置 1 小时以上，让调味料的味道进一步融合。做好的蛋黄酱可冷藏保存 1 ~ 2 周。

小贴士：采用这个食谱时，杏仁奶或其他牛奶替代品制出的蛋黄酱，质地不如豆奶或全脂奶。如果觉得蛋黄酱的黏稠度不够，可以再多加些油，或者延长搅拌时间。

每汤匙：	蛋白质：0 克	膳食纤维：0 克
卡路里：80	碳水化合物：0 克	脂肪总量：9 克

爆炒酱或腌制酱（全阶段）

该酱用途广泛，适用于任何蛋白质食材。可以炒鸡肉或豆腐，配些亚洲蔬菜；可以炒牛排条配彩椒，做黑胡椒牛排；还可以用来预先将豆腐或鱼腌制入味，再行烤制或在炉头烹制。

准备时间：5 分钟

总用时：5 分钟

约 1/3 杯

• 1 块鲜姜（2.5 厘米大小），去皮

• 1 瓣大蒜

• 1/4 杯水

• 1/2 杯茶匙盐

• 1 汤匙味道中性的油，如香油（生榨）、高油酸红花油或者牛油果油

所有调味料倒入广口罐中，用浸入式搅拌机打碎，至鲜姜变为姜末。

小贴士：用勺子给姜去皮。这样既去掉了姜皮，又不会损失姜肉。如果皮比较厚，则可改用削皮器或小刀。

其他做法

如果喜欢更浓郁的味道，可将姜和蒜的分量加倍。

如果更偏爱亚洲风味，可以用 1 汤匙酱油替代盐。

如果觉得味道不够香，可改用烤芝麻榨的香油。

如果以豆腐作为蛋白质来源，可再加 ¼ 茶匙盐，或依个人口味。

每汤匙：	蛋白质：0 克	膳食纤维：0 克
卡路里：26	碳水化合物：1 克	脂肪总量：3 克

塔塔酱（全阶段）

与蛋黄酱一样，几乎所有市售的塔塔酱都加了糖。而以自制蛋黄酱为原料做塔塔酱，则很容易。做好的塔塔酱和蛋黄酱一样，可冷藏保存 1 ~ 2 周。

准备时间：5 分钟

总用时：5 分钟

约 ¾ 杯

- 1 根中等大小的腌酸黄瓜
- ⅛ 只小红洋葱
- 1 小瓣大蒜，或 ⅛ 茶匙蒜粉
- ½ 茶匙鲜柠檬汁

- ½茶匙法式芥末酱或黑芥末酱（可选）

- 盐少许

- ½杯原味蛋黄酱（第328页），或市售蛋黄酱（不含添加糖）

将酸黄瓜、洋葱和大蒜放入食品料理机打碎。加入其余调味料，搅拌均匀即可。装入带盖的罐中。放入冰箱1小时以上，味道更佳。可冷藏保存1～2周。

其他做法

想要味道更特别，可以将腌酸黄瓜瓶底的蒜瓣捞出，加入塔塔酱中。

每汤匙：　　　　蛋白质：0克　　　　膳食纤维：0克

卡路里：49　　碳水化合物：0克　　脂肪总量：5克

泰式花生酱（全阶段）

普通市售的花生酱，一样也是加了很多糖，更不用说其他的人工添加剂了。这道酱，不仅可以用来做泰式花生丹贝（第327页），任何时候想吃甜辣口味，都可以用它做蘸料。

准备时间：5分钟

总用时：5分钟

约1¾杯

1只大橙子，或4只克莱门氏小柑橘，或2只大橘子，剥皮去籽，切成2.5厘米左右的小块

- 1块鲜姜（1.25厘米大小），去皮

- 1茶匙鲜青柠汁

- ½杯花生酱（不含添加糖）

- 2 茶匙原味米醋

- 2 汤匙水

- 1 汤匙酱油

- $\frac{1}{4}$ 茶匙盐

- $\frac{1}{4}$ ~ $\frac{1}{2}$ 茶匙辣椒粉，或依个人喜好

取一只既能放入浸入式搅拌机，又不会溅出水的广口玻璃罐（杯）。倒入所有调味料，搅拌至橙子瓣彻底打碎，酱汁浓稠均匀。依个人口味，调整咸度酸度。盖上盖子封存。放入冰箱冷藏 1 小时以上，风味更佳。冷藏可保存 1 周左右。

小贴士:用勺子给姜去皮。这样既去掉了姜皮，又不会损失姜肉。如果皮比较厚，可改用削皮器或小刀。

其他做法

如处于阶段 2 和阶段 3：可将橙子用量减半，同时加入 1 汤匙蜂蜜。

每汤匙：	蛋白质：1 克	膳食纤维：1 克
卡路里：33	碳水化合物：1 克	脂肪总量：3 克

蓝纹奶酪酱（全阶段）

这道酱，可以将简简单单的沙拉绿叶菜，转眼间变成一道美味配菜。在阶段 1 的午餐菜谱 "蓝纹奶酪牛排沙拉"（第 321 页）中也会用到。不同种类的蓝纹奶酪，味道从清淡到浓重，截然不同。不妨尝试不同的品种，找出你最喜欢的那一款。

准备时间：5 分钟

总用时：5 分钟

约½杯

- 56 克蓝纹奶酪碎

- 1 茶匙鲜韭菜末或葱花

- 2 汤匙酸奶油

- 2 汤匙原味蛋黄酱（第 328 页），或者市售蛋黄酱（不含添加糖）

- 1½茶匙鲜柠檬汁

- 1 汤匙水

- 盐少许，备用

- 黑胡椒粉少许

　　取一只既能放入浸入式搅拌机，又不会溅出水的广口玻璃罐（杯）。倒入 28 克蓝纹奶酪、韭菜、酸奶油、蛋黄酱、柠檬汁、水、盐和黑胡椒粉。打碎搅拌均匀。然后将剩下的 28 克蓝纹奶酪拌入。不用太碎，有些颗粒感会让沙拉酱的口感更好。盖上盖子封存。放入冰箱冷藏 1 小时以上，风味更佳。冷藏可保鲜 1 ~ 2 周。

小贴士：蓝纹奶酪品种不同，咸度硬度也各不相同。所以在加盐之前，一定要先尝尝味道。应选择成颗粒状或质地较干，容易打成颗粒的品种。

其他做法

　　可用菲达奶酪替代蓝纹奶酪。

每汤匙：	蛋白质：2 克	膳食纤维：0 克
卡路里：52	碳水化合物：0 克	脂肪总量：5 克

黄芥末油醋酱（全阶段）

这道油醋酱可谓百搭，不妨考虑做成双份，可以当成方便好用的沙拉酱、用作蔬菜、肉、鸡鸭肉或鱼的浇头，甚至可以用做腌制酱，在烤鸡烤鱼前给食材腌制入味。

准备时间：3 分钟

总用时：3 分钟

约 1 杯

- $3/4$ 杯特级初榨橄榄油
- $1/4$ 杯红葡萄酒醋
- 2 汤匙法式芥末酱
- $1/8$ 茶匙盐
- $1/8$ 茶匙黑胡椒粉

将所有调味料放入可密封的罐中。盖上盖子摇晃，至所有调味料混合均匀。

小贴士：黄芥末油醋酱冷藏可保存数月，常温下也可保存 1 ~ 2 周。建议常温下保存，以保持初榨橄榄油的液态。如冷藏，建议使用前至少提前 1 小时从冰箱取出，因为初榨橄榄油在冷藏时会凝为固态。如果你的橄榄油没有凝为固态，就需要检查油的质量了，里面可能添加了其他食用油。

其他做法

可添加干香草，如百里香、牛至、罗勒或其他个人喜欢的种类。如处于阶段 2 和阶段 3，可将一半或全部红葡萄酒醋换做意大利香醋。

每汤匙： 蛋白质：0 克 膳食纤维：0 克

卡路里：92　　碳水化合物：0克　　脂肪总量：10克

卷心菜沙拉酱（全阶段）

这道沙拉酱味道醇厚、质地浓稠，将生菜丝或卷心菜丝瞬间点化成为美味！第 352 页的"凉拌卷心菜"，使用的就是这道沙拉酱。

准备时间：5 分钟

总用时：5 分钟

约 1 杯

- 1 汤匙法式芥末酱
- 1 汤匙苹果醋
- 1 汤匙鲜柠檬汁
- $1/4$茶匙盐
- $1/2$杯原味蛋黄酱（第 328 页）
- $1/4$杯酸奶油
- $1/8$ 茶匙黑胡椒粉

取一只既能放入浸入式搅拌机，又不会溅出水的广口玻璃罐（杯）。放入所有调味料，打碎至酱体细腻。盖上盖子封存。放入冰箱冷藏 1 小时以上，风味更佳。冷藏状态下可保鲜 1 ～ 2 周。

其他做法

如需要不含乳制品的酱料，可用原味蛋黄酱（第 328 页）替代酸奶油。

每汤匙：　　　　蛋白质：0克　　膳食纤维：0克

卡路里：59　　碳水化合物：0克　　脂肪总量：6克

椰香咖喱酱（全阶段）

咖喱是由很多香料混合而成的。品牌不同，其中所用的香料也各不相同。可以多尝试几种牌子，找出个人喜好的口味。如果觉得味道不够，可以额外加些红甜椒碎，或者辣椒粉。这道椰香咖喱酱适用于多种蔬菜和蛋白质食材，让人口味大开。在做喜欢的蔬菜、豆腐、鱼、虾、鸡或者丹贝时，加上这款酱尝尝鲜吧。

准备时间：5 分钟

总用时：5 分钟

约 2$\frac{1}{2}$杯

- $\frac{3}{4}$杯生腰果
- $\frac{3}{4}$杯热水
- 1$\frac{1}{4}$杯罐装椰奶（390 克的罐头，约用$\frac{3}{4}$罐，倒前要摇匀）
- 1 块生姜（1.3 ~ 2.5 厘米），去皮，切成 6 毫米厚的姜片
- 1 小瓣大蒜
- 1$\frac{1}{2}$ ~ 2 汤匙咖喱粉，可依口味适量增加
- 红甜椒碎（可选）
- 1 茶匙盐

将所有原料放入高速搅拌机。或取一只既能放入浸入式搅拌机，又不会溅出水的大罐或深碗。将原料打碎至酱体细腻。如果是用浸入式搅拌机，要注意将较厚的蔬菜和坚果打碎，直至爽滑细腻。盖上盖子封存。放入冰箱冷藏 1 小时以上，风味更佳。冷藏状态下可保鲜 1 ~ 2 周。

小贴士：用勺子给姜去皮。这样既去掉了姜皮，又不会损失姜肉。如果皮较厚，可改用削皮器或小刀。

其他做法

将腰果在热水中预先浸泡1小时，控干水后再打碎，质地更细腻幼滑。

每汤匙：　　　蛋白质：1克　　　膳食纤维：0克

卡路里：28　碳水化合物：1克　脂肪总量：2克

姜豆油醋酱（全阶段）

这道酱料，风味浓郁，非常适合调制豆腐或鸡肉、亚洲风味的凉拌卷心菜、沙拉绿叶菜，或者用来做烤鱼的腌制料。如果是在阶段3，可以用来调制荞麦面和蔬菜，做一份爽口的亚洲拌面。

准备时间：5分钟

总用时：5分钟

约 ¾ 杯

- 1块生姜（2.5厘米大小），去皮，切成6毫米厚的姜片
- 1瓣大蒜
- ¼杯水
- 1汤匙酱油
- 2汤匙原味米醋
- 1汤匙甜白味噌
- 3汤匙香油
- 3汤匙味道中性的油，如香油（生榨）、高油酸红花油或牛油果油

取一只既能放入浸入式搅拌机，又不会溅出水的广口玻璃罐（杯）。放入所有调味料，打碎至酱体细腻，注意要将姜片打成姜

末。盖上盖子封存。放入冰箱冷藏 1 小时以上，风味更佳。冷藏
状态下可保鲜 1 ~ 2 周。

小贴士：用勺子给姜去皮。这样既去掉了姜皮，又不会损失姜肉。
如果是皮厚的老姜，可改用削皮器或小刀。

每汤匙：　　　　蛋白质：0 克　　　膳食纤维：0 克

卡路里：66　　碳水化合物：1 克　　脂肪总量：7 克

墨西哥香辣蛋黄酱（全阶段）

　　视个人对辣味的喜好，可增减墨西哥辣椒粉的用量。这道酱，
能让作为剩菜的豆子、豆腐和鸡肉口味焕然一新，或者用来做蘸
蔬菜的蘸料也很美味。给白嫩的鱼肉厚厚抹上一层，只需一烤，
一道又省时又美味的鱼肉主菜就出炉了。

准备时间：5 分钟

总用时：5 分钟

约 1¼ 杯

- ¼ 杯无糖豆奶或全脂奶
- 2 茶匙番茄酱
- 2 茶匙鲜青柠汁
- ¼ 茶匙苹果醋（如果觉得太酸，也可以换成白葡萄酒醋，
  或者蒸馏白醋）
- ¼ 杯味道中性的油，如高油酸红花油或牛油果油
- ⅓ 杯特级初榨橄榄油
- 1 小瓣大蒜
- ¼ 茶匙墨西哥辣椒粉，或依个人口味适量增加

- ½茶匙盐

取一只既能放入浸入式搅拌机，又不会溅出水的广口玻璃罐（杯）。放入所有原料，打碎至酱体细腻。依个人口味，调整咸度酸度。盖上盖子封存。放入冰箱冷藏 1 小时以上，风味更佳。冷藏状态下可保鲜 1 ~ 2 周。

每汤匙：	蛋白质：0 克	膳食纤维：0 克
卡路里：58	碳水化合物：0 克	脂肪总量：6 克

柠檬橄榄油调味汁（全阶段）

柠檬和橄榄油的阳光组合，能为蒸煮的蔬菜提味增香，更是做谷物沙拉或生菜卷的绝佳调味料。

准备时间：3 分钟

总用时：3 分钟

约 6 汤匙

- 2 汤匙鲜柠檬汁
- ¼杯特级初榨橄榄油
- 盐少许
- 黑胡椒粉少许

将所有调味料放入广口玻璃罐中。盖上盖子，摇匀。冷藏状态下可保鲜 1 ~ 2 周。使用前先摇匀。

小贴士：建议使用时至少提前 1 小时从冰箱取出，因为初榨橄榄油在冷藏时会凝为固态。如果你的橄榄油没有凝为固态，就需要检查油的质量了，里面可能添加了其他食用油。

其他做法

可加入其他香草或香料，如孜然粉、辣椒粉、百里香、牛至或干的意大利混合香草。

| 每汤匙： | 蛋白质：0克 | 膳食纤维：0克 |
| 卡路里：81 | 碳水化合物：0克 | 脂肪总量：9克 |

柠檬芝麻酱（全阶段）

这种酱味道清新，适用于调制水煮蔬菜、沙拉、沙拉三明治、鹰嘴豆泥，或者藜麦。

准备时间：5分钟

总用时：5分钟

¾杯

- 2汤匙鲜柠檬汁
- 1小瓣大蒜
- 2～3棵鲜欧芹的叶子
- ¼杯芝麻酱
- 2汤匙特级初榨橄榄油
- ½茶匙盐
- ¼杯水，备用

取一只既能放入浸入式搅拌机，又不会溅出水的广口玻璃罐（杯）。倒入除水以外的所有原料，打成稠糊状。一边打，一边慢慢加水稀释，至酱体细腻、浓稠但能倒出为止。盖上盖子保存。冷藏1小时以上，风味更佳。可冷藏保存1～2周。

其他做法

减少加水量，改做蘸料。

每汤匙：　　　　　蛋白质：1克　　　　膳食纤维：0克

卡路里：50　　　碳水化合物：1克　　　脂肪总量：5克

奶油莳萝酱（全阶段）

奶油莳萝酱里鲜莳萝、酸奶和些许红甜椒粉的味道，会让我们禁不住想起从前那入口清凉、浓郁细腻、几乎能和任何食材完美搭配的牧场式调味酱。倒在烟熏三文鱼、黄瓜和番茄上，便是一道美味的早餐。不论是做调味酱，还是做蘸料，都能让简简单单的蔬菜生动起来。

准备时间：5分钟

总用时：5分钟

约 1¼ 杯

- ¼杯无糖豆奶或全脂牛奶
- ⅓ 杯无糖原味全脂希腊酸奶
- ½小瓣大蒜
- 1 茶匙鲜柠檬汁
- ½茶匙白葡萄酒粗或原味米醋
- ¼杯味道中性的油，如高油酸红花油或牛油果油
- ¼杯特级初榨橄榄油
- ¼~½杯切成大块的鲜莳萝梗和叶，或者 1~2汤匙干莳萝
- 红甜椒粉少许
- ½茶匙盐
- ⅛ 茶匙黑胡椒粉

取一只既能放入浸入式搅拌机，又不会溅出水的广口玻璃罐

（杯）。倒入所有原料，打至酱体细腻浓稠但能倒出为止。盖上盖子保存。冷藏1小时以上，风味更佳。冷藏状态下可保存1～2周。

每汤匙：	蛋白质：0克	膳食纤维：0克
卡路里：53	碳水化合物：0克	脂肪总量：6克

奶油青柠香菜酱（全阶段）

酸橙和香菜的加入，为这道制作简单、口感爽滑的调味酱，增添了一缕墨西哥风情。适合调制沙拉、烹饪蔬菜、玉米薄饼，或者墨西哥卷饼。

准备时间：5分钟

总用时：5分钟

½杯

- 2汤匙水
- ½茶匙盐
- 1½茶匙鲜酸橙汁
- 1小瓣大蒜
- ½只牛油果，去核去皮
- ¼杯鲜香菜，连梗带叶粗粗切碎
- 2汤匙亚麻油，或特级初榨橄榄油
- 黑胡椒粉少许

取一只既能放入浸入式搅拌机，又不会溅出水的广口玻璃罐（杯）。倒入所有调味料，打至酱体细腻浓稠为止。盖上盖子保存。冷藏1小时以上，风味更佳。马上使用，或在3～4天内用完，以防止牛油果变色。

可用欧芹替代香菜。

每汤匙：	蛋白质：0 克	膳食纤维：1 克
卡路里：45	碳水化合物：1 克	脂肪总量：5 克

牧场酱

虽然制作时会用到很辣的辣椒，比如墨西哥辣椒，但煮熟后其实并没有那么辣。可以尝试用不同的辣椒品种，制作不同辣度的牧场酱。搭配鸡蛋、墨西哥玉米薄饼或生菜卷，早中晚餐都可用；或者给鸡肉、豆腐或鱼调制入味，煎炸烹烤随心所欲。"大牧场主鸡"（第 326 页）就是用的这道酱。

准备时间：5 分钟

总用时：25 分钟

$4\frac{1}{2}$杯

- 1 只黄甜椒，去蒂去籽

- 1 只阿纳海姆椒或墨西哥波布拉诺辣椒，去蒂去籽

- 2～4 只墨西哥辣椒，去蒂去籽

- 1 大瓣大蒜

- 1 只大洋葱，切大块

- $\frac{1}{4}$杯特级初榨橄榄油

- 1 茶匙盐

- $\frac{1}{2}$茶匙黑胡椒粉

- 1 汤匙干的墨西哥牛至，或普通的干牛至

- $\frac{1}{2}$茶匙红辣椒粉，如新墨西哥辣椒、安可辣椒或者迪阿波

辣椒（可选）

- 普通辣椒粉少许（可选）
- 112 克微辣的绿辣椒罐头
- 3½杯火烤番茄丁或普通番茄丁罐头（400 克的罐头 2 罐）

将甜椒、阿纳海姆椒、墨西哥辣椒、大蒜和洋葱放入食品料理机，打成小粒。

深锅内放油，中火加热。倒入辣椒和洋葱混合粒、盐、黑胡椒粉、牛至和辣椒粉，如果用红辣椒粉，也在此时倒入锅中。煎至洋葱变软，约需 5 分钟。然后加入罐装辣椒和番茄。拧至中低火，焖 10 ~ 15 分钟。如果觉得辣味不足，可以再加些红辣椒粉。

用浸入式搅拌机，将锅内酱料继续打碎，至所有原料混合均匀，但仍稍有颗粒感为止。继续焖煮 5 分钟。做好后可马上食用，也可盛入罐中冷藏，或放凉后装入封口保鲜袋冷冻。冷藏状态下可保鲜 1 ~ 2 周。冷冻状态最久可保鲜 1 个月。

每¼杯：	蛋白质：1 克	膳食纤维：1 克
卡路里：47	碳水化合物：4 克	脂肪总量：3 克

蜂蜜香醋汁（阶段 2 和阶段 3）

用调味酱汁来做鱼，既入味又能保持鱼肉的鲜嫩多汁。这道调味汁让你不再为做鱼而头疼，只需轻松享受美食。

准备时间：5 分钟

总用时：5 分钟

½杯

- 1块生姜（5厘米），去皮，切成6毫米厚的姜片

- 1瓣大蒜

- 2汤匙水

- 1汤匙甜味白味噌

- 1汤匙蜂蜜

- 1汤匙意大利香醋

- 2汤匙酱油

- 2汤匙特级初榨橄榄油

取一只既能放入浸入式搅拌机，又不会溅出水的广口玻璃罐（杯）。倒入所有调味料，打至酱体细腻浓稠为止。注意姜片较厚，须打成姜末。调味汁做好后，可马上用来腌制蛋白质食材，或盖上盖子后放入冰箱，待用时取出。冷藏状态下可保鲜1~2周。

每汤匙： 蛋白质：1克 膳食纤维：0克

卡路里：48 碳水化合物：4克 脂肪总量：3克

配菜

蒜香时蔬（全阶段）

这道菜就算对蔬菜退避三舍的人也会喜欢！甜菜叶或君荙菜最适合这种做法，不过预切好的羽衣甘蓝也可以如法炮制。下锅时可能看着菜很多，但是炒出来就没有多少了。记得多做一些——这道菜消失的速度之快你可能都想不到噢！

准备时间：5分钟

总用时：7 分钟

约 4 人份

- 1 汤匙特级初榨橄榄油
- 2 小瓣蒜
- 1 把甜菜叶、莙荙菜或羽衣甘蓝，菜梗切薄片，菜叶切碎（4 ~ 5 杯）
- $1/4$ 茶匙盐

大锅中火热油。倒入蒜瓣，煸炒 30 秒。蔬菜入锅，撒盐。翻炒让菜叶均匀沾油，约需 1 分钟。盖上锅盖，利用锅内水汽焖 1 分钟。揭盖继续翻炒，至菜叶开始变软，但颜色仍然鲜亮为止。莙荙菜、甜菜叶比羽衣甘蓝和其他深色蔬菜易熟。

卡路里：53　　碳水化合物：5 克　　脂肪总量：4 克

蛋白质：2 克　　膳食纤维：1 克

意式小米玉米粥（阶段 2 和阶段 3）

这道粥是在传统意式玉米粥基础上改良而成的。做法简便，留出一部分下一顿吃也好吃。

准备时间：5 分钟

总用时：25 分钟

约 4 人份

- $2^1/_2$ 杯水
- $2/_3$ 杯小米，洗好备用
- 3 汤匙冻玉米粒，或罐头玉米粒，沥干
- $1/_4$ ~ $1/_2$ 茶匙盐

- 酱油或盐，加味用（可选）

中号汤锅加水煮开。倒入小米、玉米和盐，继续烧开。稍加搅动，拧至小火，盖上盖子，慢火煮至水全部吸干，约需 20 分钟。盛入盘中，加少许酱油或盐即可食用。

也可将做好的小米倒入 20 厘米或 22 厘米烤盘铺开。晾凉后切成方块，吃法与传统的墨西哥玉米粥相同。

其他做法

将晾凉的小米糕块放入铁锅内，加入 1 ~ 2 汤匙特级初榨橄榄油，炸至一面酥脆焦黄，然后翻面将另一边炸至焦黄。

可在粥上撒帕玛森奶酪或其他奶酪食用。

在加盐的同时，可加入个人喜好的香草或香料。

用菜花之类的蔬菜替代玉米粒，用搅拌机打成土豆泥一样的糊状。

卡路里：132　　碳水化合物：26 克　　脂肪总量：1 克

蛋白质：4 克　　膳食纤维：3 克

羽衣甘蓝拌胡萝卜醋栗（阶段 2 和阶段 3）

醋栗和胡萝卜的清甜，搭配清香提神的柠檬调料，让人无法拒绝这道菜的诱惑，绝对是让全家人多吃绿叶蔬菜的一大法宝。

准备时间：5 分钟

总用时：5 分钟

约 4 人份

- 1 大棵羽衣甘蓝（4 ~ 5 杯）

- 1 只小胡萝卜，切细丝或擦成粗丝（约1/4杯）

- 1 汤匙醋栗或葡萄干，切碎
- 3 ~ 4 汤匙柠檬橄榄油调味汁（第 339 页）

中号汤锅内加 7.6 厘米 ~ 12.7 厘米深的水，煮开。

羽衣甘蓝入锅，滚水焯 1 分钟左右，或至叶子变软，但颜色仍然鲜亮为准。用笊篱或漏勺捞出，放入大盘沥水。

胡萝卜入锅，滚水焯 15 ~ 30 秒钟。用笊篱或漏勺捞出，放入盘中沥水。

大碗中，放入沥水后的羽衣甘蓝、胡萝卜和醋栗，倒入柠檬橄榄油调味汁。

摇晃至调味汁均匀附着在蔬菜上即可。

小贴士：蔬菜入水快焯后，不需要再过冷水。在滚水中飞快地焯一下，然后铺在盘中沥水，这种方法既能防止蔬菜变老，还能保存蔬菜的原有风味。快焯过的蔬菜，应该入口温热、口感爽脆、颜色鲜亮。有关各种蔬菜不同的焯水时间，请参见附录 C "蔬菜烹制"。

卡路里：104　　碳水化合物：9 克　　脂肪总量：7 克

蛋白质：2 克　　膳食纤维：2 克

香草蒜香西葫芦（全阶段）

无论主菜是什么，这道配菜几乎是百搭款。

准备时间：2 分钟

总用时：15 分钟

4 人份

- 1 汤匙特级初榨橄榄油

- 2 小瓣蒜，切成蒜末，或压成蒜泥
- 2 只大西葫芦，切成 2.5 厘米厚的圆片
- ½ ~ 1 茶匙干的意大利混合香草
- ¼ 茶匙盐

大锅中火热油。倒入蒜末，煸炒 5 ~ 10 秒钟。将西葫芦片在锅内单层铺开。撒入意大利混合香草和盐。盖锅盖，煎至西葫芦片底面金黄，需 6 ~ 8 分钟。翻面，盖上盖子，煎至第二面金黄（约需 5 分钟），出锅，趁热食用。

卡路里：59　　碳水化合物：6 克　　脂肪总量：4 克

蛋白质：2 克　　膳食纤维：2 克

胡桃蔓越莓藜麦沙拉（阶段 2 和阶段 3）

还在找一道菜，能将天然全谷食物推荐给大家？藜麦味道清淡，带有好闻的干果香。浓烈的调味汁，与蔓越莓的甜中微涩完美融合。这个食谱最适合加工作为剩菜留下的藜麦。可以预先做好一大锅藜麦，之后用这一类的食谱加工，或者拌入酱料直接食用。

准备时间：10 分钟

总用时：10 分钟

4 人份（约 3 杯）

调味酱

- 1 汤匙特级初榨橄榄油
- 1½ 茶匙鲜柠檬汁
- ⅛ 茶匙盐

- $\frac{1}{2}$茶匙原味米醋
- $\frac{1}{8}$茶匙黑胡椒粉

沙拉

- 2汤匙细细切碎的蔓越莓干
- $1\frac{3}{4}$杯熟藜麦，完全冷却
- $\frac{1}{2}$根西芹梗，切丁（约$\frac{1}{4}$杯）
- $\frac{1}{2}$根小胡萝卜，切丁（约$\frac{1}{4}$杯）
- 3汤匙切碎的欧芹
- 1或2棵小葱，切碎
- 5～6汤匙粗粗切碎的烤胡桃（第402页）
- 现磨黑胡椒粉

调味酱的制作方法：将所有制作调味酱的食材倒入小碗或小杯中，加入蔓越莓，放在一边备用。

沙拉的制作方法：大碗中放入藜麦、西芹、胡萝卜、欧芹、小葱和胡桃。倒入调味酱，搅拌至胡桃被酱料均匀包裹为止。加入现磨黑胡椒粉调味装盘，盖好，放入冰箱一小时以上，风味更佳。可冷藏后食用，也可常温下食用。冷藏可保存三四天。

小贴士：在煮藜麦之前，要将藜麦反复洗净沥干，以去除藜麦表层带苦味的皂苷。

其他做法

加入吃剩的鸡肉、煎丹贝或豆腐条（第309页）、丹贝丁（第310页），或者个人喜好的其他蛋白质食材，需切成小方块。

卡路里：232　　碳水化合物：24克　　脂肪总量：14克

蛋白质：5克　　膳食纤维：4克

烤红薯（阶段 2 和阶段 3）

以烤的方法烹制红薯，能将其中的糖分焦化，吃起来仿佛有甜点的味道。可以选择其他做法中的一种，一次多做一些，多出来的改天再吃。

准备时间：5 分钟

总用时：50 分钟

4 人份

- 2 只中等大小的红薯，留皮，切块，每块 2.5 厘米厚
- 2 汤匙特级初榨橄榄油
- ¼茶匙盐

烤箱预热至 218℃。

红薯块加入油盐，颠翻滚匀。放入 22 厘米 ×30 厘米的烤盘。入烤箱，烤至外焦内软，约需 45 分钟。每 15 分钟翻动一次，以保证烤制均匀。

其他做法

烤全薯：中等大小的红薯，洗净后用铝箔纸包严（不要加油和盐）。218℃烤 45 ～ 60 分钟，或至能用叉子叉透为准。

烤薯条：将红薯切成薯条，加入 1 汤匙油，颠翻裹匀。单层铺在一大张铝箔纸上，撒盐，218℃烤 25 ～ 30 分钟。约 15 分钟翻动一次。烤到外焦里软为止。

卡路里：81　　碳水化合物：12 克　　脂肪总量：3 克

蛋白质：1 克　　膳食纤维：2 克

凉拌卷心菜（全阶段适用）

这道菜中加入了胡萝卜，增添了一分爽脆与清甜。整个准备过程不到 5 分钟，经常做也不用担心耗时。而菜的味道与口感，可与大多数的主菜完美搭配。

准备时间：5 分钟

总用时：5 分钟

4 人份

- 2 杯卷心菜丝
- ¼杯胡萝卜丝（约 1 只小胡萝卜）
- ¼ ~ ⅓ 杯卷心菜沙拉酱（第 335 页）

中碗放入所有食材，搅拌均匀。

可以马上食用，但如能盖上盖子放入冰箱入味 1 小时以上，口味更佳。

其他做法

加入 2 汤匙干烤咸花生碎。

加入个人喜欢的其他蔬菜或香草，如红洋葱、小葱、欧芹或莳萝等。

卡路里：71　　碳水化合物：3 克　　脂肪总量：6 克

蛋白质：1 克　　膳食纤维：1 克

汤

奶油菜花浓汤（全阶段）

虽然食材只有简单几种，但汤的美味却能给你意外惊喜。在高蛋白或高脂肪的一餐中加上这道汤，可以更好地维持荤素平衡、解腻并增添额外风味。这道菜还有很多其他做法，不妨尝试不同的调料，做出最适合家人的味道。

准备时间：5分钟

总用时：20分钟

4人份（6 ~ 6½ 杯）

- 1朵中等大小的菜花，切大块
- 1个中等大小的洋葱，切丁
- 4杯水，视需要可适量增加
- 1茶匙盐
- 现磨黑胡椒粉
- ¼ 杯鲜欧芹，切碎，装盘用
- 鲜奶油，装盘用（可选，以增加菜肴中的脂肪含量）

将菜花、洋葱放入汤锅。加水至刚刚没过菜花。加盐，大火将水烧开。水开后，将火力拧至中低档，盖上盖子焖至菜花熟烂，需10 ~ 15分钟。用搅拌机将菜花、洋葱连同煮菜的水一起搅拌。如果需要可再稍加一些水，至打出的菜糊浓稠细腻为止。根据个人口味，调整咸淡。撒入黑胡椒粉、欧芹。如果用鲜奶油，就再加入鲜奶油（每份加1 ~ 2汤匙）装盘。趁热食用。

小贴士：这道菜谱中完全没有脂肪，因此它是高脂肪菜肴的绝佳搭配。如果希望这一餐的脂肪含量较低，可以给这道汤加入鲜奶油就不用搭高脂肪的其他菜。这道汤可以提前一天做好，第二天不论加不加热都很好喝。

其他做法

可加入你喜欢的辛香料增加风味，例如咖喱、香草、百里香或迷迭香。

搭配罗勒酱或其他浓厚的酱料。

在将洋葱加入菜花前可以用油煸炒。

加入其他你喜欢的蔬菜来增加香味，例如西芹。

用花椰菜替代菜花，搭配切达奶酪。

可作为炎炎夏日的清爽冷汤。

每份加入 1 汤匙鲜奶油：　　卡路里：100　　蛋白质：4 克

膳食纤维：4 克　　脂肪总量：6 克　　碳水化合物：11 克

胡萝卜姜汤（全阶段）

这道汤口味微辣，同样非常适合搭配高蛋白、高脂肪的食物。额外多做一些冷藏或冷冻起来，想吃时只需加热即可。可视个人喜好，增减姜的用量，或根据口味不同，将调料全盘换掉。还可将这道汤作为浓汤的汤底，另外添加其他风味。

准备时间：5 分钟

总用时：20 分钟

4 人份（6 ~ 6½杯）

- 5 根中等大小的胡萝卜，切大块

- 1只中等大小的洋葱，切丁

- 4杯水，视需要可适量增加

- 1茶匙盐

- 1块鲜姜（1.25厘米~2.5厘米），去皮

- ¼杯葱花，装盘用

- 罐头椰奶，装盘用（可选，以增加菜肴中的脂肪含量）

将胡萝卜、洋葱放入汤锅。加水至刚刚没过食材。加盐，大火将水烧开。水开后，将火力拧至中低档，盖上盖子焖至胡萝卜熟软，需10 ~ 15分钟。加入生姜。

用搅拌机将胡萝卜、生姜等连同煮菜的水一起搅拌。如果需要可再稍加一些水，至打出的菜糊浓稠细腻为止。加葱花，如需要也可加椰奶（每份加1 ~ 2汤匙）装盘。趁热食用。这道汤可以提前一天做好，第二天直接食用或加热食用均可。

小贴士：如果这道汤要搭配的菜肴脂肪含量较低，可以在汤中加入一些椰奶。

其他做法

可以不用姜，而改用个人喜欢的其他香草或香料，做出不同味道的汤来。比如，可以尝试咖喱、百里香，甚至肉桂和小豆蔻，再稍加一些肉豆蔻。

可将洋葱用油煸炒一下，再与胡萝卜一起放入锅中加水煮。

加入西芹或其他蔬菜。

用奶油南瓜或其他蔬菜替代胡萝卜。

从冰箱中直接取出食用，作为夏季一道冰爽的美食。

每份（含1汤匙罐头椰奶）：　　卡路里：75　　　蛋白质：1克

膳食纤维：3克　　　脂肪总量：3克　　碳水化合物：11克

红扁豆汤（全阶段）

扁豆可以做成多种风味，制作时在香草和香料的使用上可以自由发挥。红扁豆比其他扁豆的烹制时间短，质地也更为细腻。如果找不到红扁豆，可以用棕扁豆和绿扁豆替代。多做一些，冷藏或冷冻起来，吃时加热即可。这道美味浓汤，第二天吃比刚做出来的时候还要美味，因为有了充足的时间慢慢入味。

准备时间：5 分钟

总用时：30 ~ 40 分钟

4 人份（6 ~ 6 ½ 杯）

- 1 杯红扁豆（可改用棕扁豆或绿扁豆）
- 4 杯水
- 1 只小洋葱，切丁
- 2 根西芹梗，切片
- 1 根中等大小的胡萝卜，切成厚圆片
- 1 茶匙干百里香
- 1 片月桂叶
- 1 茶匙盐
- ¼ 茶匙黑胡椒粉，另加一些装盘用
- ¼ 杯鲜香菜或小葱，切末，装盘用
- 鲜奶油或罐头椰奶，装盘点缀用（可选，以增加菜肴中的脂肪含量）

扁豆冷水洗净沥干，放入汤锅，加 4 杯水。中高火将水烧开，用笊篱或大勺撇去浮沫。

倒入洋葱、西芹、胡萝卜、百里香和月桂叶。火拧至中低档，焖至扁豆软烂,汤体浓稠细腻,需 25 ~ 40 分钟,期间要经常搅动。快出锅时，撒入盐和黑胡椒粉调味，捞出月桂叶。

撒入现磨黑胡椒粉、香菜末，如需要可加入鲜奶油（每份加入 1 ~ 2 汤匙）装盘，即可食用。剩下的汤可冷藏保存；冷藏过的汤会变得更浓稠，再热的时候需要加一些水。

小贴士：如果这道汤搭配的是低脂饭菜，装盘时可加入一些鲜奶油或罐头椰奶。

其他做法

可尝试其他的干鲜香草和香料。咖喱与红扁豆是绝配。

在入锅与扁豆同煮前，可先用油煸炒一下蔬菜。

装盘时无鲜奶油：　　　蛋白质：14 克　　　　脂肪总量：1 克

卡路里：190　　　　　碳水化合物：33 克　　　膳食纤维：8 克

甜点

椰汁腰果酥（全阶段）

几分钟内就能让你对烤巧克力甜点的馋瘾得到满足！这种糕点，制作起来比普通曲奇还简单省时。提前准备好，下次孩子们聚会时可以带去，保证他们不会再馋其他甜食了。

准备时间：5 分钟

总用时：15 分钟

4 ~ 6 人份

- ½ 杯原味生腰果碎或其他坚果碎

- 84 克黑巧克力（可可含量至少要达到 70%），切成小块

- 2 汤匙无糖碎椰片或椰丝

烤箱预热至 190℃。

烤盘内铺一层烤盘纸。

将腰果、巧克力和椰丝放入碗中拌匀。将拌匀的腰果混合物均匀分成几小堆倒在烤盘上。如果希望糕点大些,就分成 4 堆;如果想小些,就分成 6 堆。入烤箱烤至巧克力融化,约需 5 分钟。连烤盘纸带上面的糕点,从烤盘上移至柜台上晾凉,或放入冰箱冷藏几个小时,或等巧克力重新变硬。如果糕点没有完全凉透,就会散开。做好的糕点可放入密闭容器常温下保存,也可放入冰箱保存。

其他做法

将巧克力放入双层蒸锅融化,拌入干果和椰丝。分成 4 大堆或 6 小堆,放在烤盘纸上充分晾凉。

每块大糕点:	蛋白质:4 克	膳食纤维:3 克
卡路里:245	碳水化合物:16 克	脂肪总量:19 克

每块小糕点:	蛋白质:3 克	膳食纤维:2 克
卡路里:163	碳水化合物:11 克	脂肪总量:13 克

香梨草莓脆(全阶段)

想吃不含谷物的果酥?眼前这道就是!这道点心制作简单,味道甜美,大家都不会注意到其实里面并没有谷物。一年之中,随时都可以用应季水果来制作。

准备时间:10 分钟

总用时：25 分钟

6 人份

配料

- $\frac{1}{2}$ 杯鹰嘴豆粉或鹰嘴豆蚕豆粉
- $\frac{1}{4}$ 杯杏仁片
- $\frac{1}{2}$ 杯胡桃碎
- 2 汤匙味道中性的油，如高油酸红花油或牛油果油
- 1 汤匙蜂蜜
- 1 汤匙纯枫糖浆
- $\frac{1}{8}$ 茶匙纯香草精（无添加糖）

馅料

- 230 克草莓，切成两半（约 1$\frac{1}{2}$ 杯）
- 1 只中等大小的梨，去核切丁（约 1 杯）

烤箱预热至 190℃。

制作配料：将鹰嘴豆粉与坚果在碗中搅匀。另取一碗，将油、蜂蜜、枫糖浆和香草精搅拌均匀。将干料和湿料混合，搅拌至湿度均匀。

制作馅料：将草莓和梨放入 20 厘米 × 10 厘米的面包烤盘中，或分装在 6 个单独的烤箱蛋糕模子中。上面用配料均匀覆盖好。用铝箔纸将烤盘包好，烤 7 ~ 10 分钟（如果用蛋糕模子，烤的时间要短一些）。去掉铝箔纸，继续烤至配料色泽金黄，馅料起泡为止，需 7 ~ 10 分钟（如果用蛋糕模子，则缩短时间）。从烤箱中取出，晾至温热食用，或晾凉后放入冰箱冷藏。

其他做法

可用 1 杯大黄加$\frac{1}{2}$茶匙蜂蜜来替代梨子。

可用 2 或 3 只中等大小的苹果、桃子或其他个人喜爱的水果来替代梨子。

可在水果或配料中加入肉桂、肉豆蔻、小豆蔻或个人喜欢的香料。

卡路里：208　　碳水化合物：19 克　　脂肪总量：14 克

蛋白质：4 克　　膳食纤维：4 克

苹果酥（阶段 3）

想做苹果派？准备面饼的步骤又费时又费力。而我们这种不含麸质的甜点，做起来要容易得多（也健康得多）。为了保证最佳味道，最好用当季的水果。春天试试草莓加大黄（一种春天的蔬菜），夏季试试汁水充盈的桃子，秋天用清脆的苹果加肉桂。

准备时间：10 分钟

总用时：30 分钟

4 ~ 6 人份

配料

- ½ 杯燕麦片（不要用即食燕麦）

- 6 汤匙鹰嘴豆粉或鹰嘴豆蚕豆粉

- 2 汤匙杏仁片

- ¼ 杯胡桃碎

- 8 茶匙味道中性的油，如高油酸红花油或牛油果油

- 1 汤匙蜂蜜

- 1 汤匙纯枫糖浆

- ⅛ 茶匙纯香草精（无添加糖）

馅料

• 2 ～ 3 只中等大小的苹果、桃子，或者其他个人喜欢的水果，切碎（约 2 ½ 杯）

烤箱预热至 190℃。

制作配料：将燕麦、鹰嘴豆粉与坚果在碗中搅匀。另取一碗，将油、蜂蜜、枫糖和香草精搅拌均匀。将干料和湿料混合，搅拌至湿度均匀。

制作馅料：将水果放入 20 厘米 ×10 厘米的面包烤盘中，或分装在 4 ～ 6 个单独的烤箱用蛋糕模子中。上面用配料均匀覆盖好。用铝箔纸将烤盘包好，烤 7 ～ 10 分钟（如果用蛋糕模子，烤的时间要短一些）。去掉铝箔纸，继续烤至配料色泽金黄，馅料起泡为止，约需 10 ～ 15 分钟（如果用蛋糕模子，则缩短时间）。从烤箱中取出，晾至温热食用，或晾凉后放入冰箱冷藏。

其他做法

可用 230 克草莓，每只切成两半（约 1½ 杯），和 1 杯大黄加 ½ 茶匙蜂蜜来做馅料。

可用 230 克草莓，切两半（约 1½ 杯），和 1 只中等大小的梨子，去核切丁（约 1 杯），做成馅料。

可用 2 或 3 只中等大小的桃子、梨或其他个人喜爱的水果来替代。

可在水果馅料或配料中加入肉桂、肉豆蔻、小豆蔻或个人喜欢的香料。

每份食谱量：　　蛋白质：3 克　　　膳食纤维：3 克

卡路里：195　碳水化合物：22 克　脂肪总量：11 克

时令水果羹（全阶段）

超市里农产品区高高堆起的水果，任我们去发挥创意。夏末秋初的水果是最好的，不论是桃子、油桃，还是苹果、梨子。这道四季咸宜的甜点，可以在本计划的全阶段食用。

准备时间：3 分钟

总用时：15 分钟

4 人份

- 2 只中等大小的梨、苹果、桃子或杏，去核并切成两半
- $1/2$ 杯水
- $1/4$ 茶匙肉桂粉
- $1/4$ 茶匙小豆蔻粉
- $1/8$ 茶匙肉豆蔻粉或现磨肉豆蔻碎
- 盐少量

浅锅中将水果切面朝上平铺一层摆好。加水。均匀撒入香料和盐。中火煮开后，拧至中小火，盖上盖子焖 10 ~ 15 分钟，或者至水果熟软即可。关火。趁热食用。

其他做法

加入或换成个人喜欢的香料。

卡路里：68　　碳水化合物：18 克　　脂肪总量：0 克

蛋白质：0 克　　膳食纤维：4 克

巧克力酱（全阶段）

从本计划第一天起就可以吃的巧克力酱。其余的就不用多说

了吧？这款酱和任何水果都能搭配，能把水果变成特别的甜点。

准备时间：3 分钟

总用时：15 分钟

2 ～ 4 人份（约 6 汤匙）

- ¼ 杯无糖豆奶、杏仁奶或全脂牛奶
- 56 克黑巧克力棒或巧克力块（可可含量至少达 70%）

牛奶倒入锅中。中低火煮至温热后，拧小火加入巧克力。一边加热一边搅动，至巧克力融化为柔滑的膏状，约需 3 ～ 5 分钟。注意不过熬过头。巧克力的质地应该看起来柔滑细腻。如果看起来呈颗粒状，说明可能熬过头了。

水果放入大盘中，或每个人的小盘里。趁热用勺子将巧克力酱淋在水果上。

小贴士：巧克力酱可冷藏保存，吃时小火加热到化成膏状即可。在室温下酱会显得很黏稠，类似蛋糕上的厚糖霜。

| 每汤匙： | 蛋白质：1 克 | 膳食纤维：1 克 |
| 卡路里：60 | 碳水化合物：5 克 | 脂肪总量：4 克 |

点心

家常鹰嘴豆泥（全阶段）

这道食谱可以作为多种口味的鹰嘴豆泥的底料。可以就这样食用，也可以加入希腊橄榄、烤红甜椒、大蒜或者其他自己喜欢的食材，让鹰嘴豆泥的味道变得更为丰富。还可以用它作为蘸料，搭配简单焯过水或生的胡萝卜、西兰花、四季豆、菜花、红甜椒条或黄瓜。

准备时间：5 分钟

总用时：5 分钟

4 人份（约 $1\frac{1}{2}$ 杯）

- $1\frac{1}{2}$ 杯煮熟的鹰嘴豆，沥水冲净
- 2 ~ 4 汤匙鲜柠檬汁
- 1 汤匙芝麻酱
- 2 汤匙特级初榨橄榄油
- $\frac{1}{2}$ 茶匙盐，或视个人口味而定
- $\frac{1}{4}$ ~ $\frac{1}{2}$ 杯水，或视需要而定
- 甜椒粉适量

将鹰嘴豆、柠檬汁、芝麻酱、油和盐放入食品料理机或大功率搅拌机。如果用浸入式搅拌机，就选一个广口玻璃罐（杯），保证搅拌时不会水花飞溅。将食材打碎至浓稠柔滑。可视需要加水，以达到需要的柔滑度。调好咸淡。最后撒入甜椒粉。

卡路里：187　碳水化合物：19 克　脂肪总量：10 克

蛋白质：6 克　膳食纤维：5 克

奶酪斑豆泥（全阶段）

这款点心常温下就很好吃，趁热吃口味更佳。

准备时间：5 分钟

总用时：10 分钟

4 人份（约 $1\frac{1}{2}$ 杯）

- 1 杯煮熟的斑豆，沥干冲净

- 4 茶匙特级初榨橄榄油
- $1/4$ 杯水
- $1/2$ 茶匙辣椒粉
- $1/4$ ~ $1/2$ 茶匙盐
- $3/4$ 杯切达奶酪碎
- 2 只红甜椒，切条

将斑豆、油、水、辣椒粉和盐放入食品料理机。若使用浸入式搅拌机，要选择合适的碗，以防搅拌时水花四溅。打成质地柔滑的酱，约需 30 秒钟。加入奶酪。可以就这样食用，也可以加热至奶酪融化。作为红甜椒条的蘸料。

卡路里：205　　碳水化合物：15 克　　脂肪总量：12 克

蛋白质：9 克　　膳食纤维：5 克

混合坚果（全阶段）

混合坚果整包买起来很贵，自己在家做其实很容易，而且还不必担心里面有什么乱七八糟的添加剂或者香精。带去办公室，车里备一些，或者两餐之间，只要你需要吃点东西都可以拿出来小吃一顿。混合坚果能提供健康的脂肪、蛋白质及慢速消化的碳水化合物，适合全阶段食用。

准备时间：2 分钟

总用时：15 分钟

8 人份（约 2 杯）

- 1 茶匙味道中性的油，如高油酸红花油或牛油果油
- $1/2$ 茶匙盐

- 2 杯干果，如核桃、胡桃、腰果或花生
- $\frac{1}{4}$杯黑芝麻
- $\frac{1}{4}$杯无糖椰丝

烤箱预热至 180℃。将油、盐、干果和芝麻放在碗里混合均匀后，倒在一大张铝箔纸上，入烤箱烤 8 ~ 10 分钟，或至颜色微棕黄为止。从烤箱取出，撒入椰丝，晾凉。

其他做法

如处于阶段 3，在撒入椰丝时，可加入少量黑巧克力或未添加糖的水果干。

可充分发挥创造力，加入个人喜欢的干果和瓜子等。芝麻含钙高，所以很多混合干果在制作时都会加入芝麻。

卡路里：225　　碳水化合物：7 克　　脂肪总量：21 克
蛋白质：5 克　　膳食纤维：3 克

香辣南瓜子（全阶段）

香辣松脆微咸，是便携点心的绝佳选择。如果喜欢辣，想多辣就做多辣。不过如果不喜欢吃辣，就要注意干辣椒粉不要放多了！

准备时间：10 分钟

总用时：10 分钟

4 人份（1 杯）

- 1 杯南瓜子仁
- 1 茶匙特级初榨橄榄油
- $\frac{1}{2}$茶匙辣椒粉，或视口味而定

- 干辣椒粉

- ¼茶匙盐

烤箱预热至180℃。

将所有食材放入碗中拌匀。注意让辣椒粉分布均匀。将南瓜子仁在铝箔纸上平铺成一层。入烤箱烤至棕黄鼓起，约需5～10分钟。从烤箱中取出，晾凉即可食用。如需保存，可装入广口密封罐或其他密闭容器中。

其他做法

可另加入或以咖喱粉或其他香料替换。

可另加入或以其他个人喜欢的干香草替换。

卡路里：192   碳水化合物：4克   脂肪总量：17克

蛋白质：10克   膳食纤维：2克

香烤鹰嘴豆（全阶段）

鹰嘴豆含有丰富的蛋白质，虽然是点心，却能给人像正餐一样的饱腹感。而特级初榨橄榄油和帕玛森奶酪的加入，让口味更丰富。

准备时间：2分钟

总用时：22分钟

4人份

- 1¾杯罐头鹰嘴豆，沥干洗净（420克的罐头一罐）

- 1汤匙特级初榨橄榄油

- 1茶匙干牛至或意大利混合香草调料

- 盐少许

- ¼杯帕玛森奶酪丝

烤箱预热至 204℃。

碗中放入鹰嘴豆、油、牛至和盐，摇匀。

将鹰嘴豆倒入烤盘，或在铝箔纸上铺开。入烤箱烤至颜色变为金黄，期间要偶尔摇一摇烤盘，约需 15 ~ 20 分钟。烤好的鹰嘴豆应该外酥里软。从烤箱取出后马上撒入帕玛森奶酪。

晾凉后马上食用，或装入罐中冷藏。

卡路里：150　　碳水化合物：15 克　　脂肪总量：7 克

蛋白质：8 克　　膳食纤维：5 克

高蛋白点心

冷切生菜船（全阶段）

这款百搭点心能让你不必吃面包，却有吃面包一样的便捷。

准备时间：3 分钟

总用时：3 分钟

2 人份

- 2 汤匙自选调味汁或酱料
- 8 片罗曼生菜叶或菊苣叶
- 112 克自选熟肉片

将自己喜欢的调味酱在生菜叶上抹匀。在每片叶子中间卷半片熟肉，就可以开吃了！

其他做法

将 2 茶匙黄芥末等分，均匀抹在 8 片生菜或菊苣叶上。每片叶子上，放½片熟肉（约14克），上面再放一小片（约7克）瑞士奶酪做加料。

试试不同的加料：可以用吃剩的三文鱼或豆腐沙拉（第322页）、吃剩的香草烤鸡腿（第306页），或者超市买的烟熏三文鱼来替代熟肉。

卡路里：140　　　碳水化合物：4克　　　脂肪总量：8克

蛋白质：14克　　　膳食纤维：2克

菲达奶酪火鸡黄瓜船（全阶段）

这款点心基本上就是"轻便版希腊沙拉"，如果再往里面扔几个切成一半的圣女果就更像了。

准备时间：5分钟

总用时：5分钟

2人份

- 2根中等大小的黄瓜
- 3汤匙菲达奶酪（约28克）
- 113克熟火鸡肉或者自选熟肉片

将两根黄瓜分别纵向剖成两半，掏籽，在里面填入1½汤匙菲达奶酪，再盖上卷起的火鸡片。

其他做法

可尝试不同的配料：用吃剩的三文鱼或豆腐沙拉（第322页），或吃剩的香草烤鸡腿（第306页）。

可用烟熏三文鱼和奶油奶酪，替代熟肉和菲达奶酪。

可加入圣女果。

卡路里：170　　　碳水化合物：12 克　　　脂肪总量：6 克

蛋白质：18 克　　　膳食纤维：2 克

烟熏三文鱼和莳萝奶油奶酪拌黄瓜片

　　这道菜是鸡尾酒会的常备菜，可谓集细滑、爽脆与浓香于一体。

准备时间：3 分钟

总用时：3 分钟

2 人份

- 2 汤匙奶油奶酪

- 1 汤匙鲜莳萝切碎，或 1 茶匙干莳萝

- 1 根中等大小的黄瓜，切成 6 毫米厚的圆片

- 113 克烟熏三文鱼

　　将奶油奶酪与莳萝混合均匀，抹在黄瓜片上，最后将烟熏三文鱼均匀铺在最上面。

其他做法

　　可加入或替换成其他自选干鲜香草。

　　可在奶油奶酪混合物中挤入几滴柠檬汁提味。

　　可将三文鱼切碎，与奶油奶酪和莳萝混合在一起。

卡路里：129　　　碳水化合物：3 克　　　脂肪总量：8 克

蛋白质：12 克　　　膳食纤维：1 克

毛豆

这道点心营养丰富，趣味横生，大人孩子都喜欢。

准备时间：5 分钟

总用时：5 分钟

2 人份

- 1 杯冻毛豆仁
- 盐少许

根据包装上的说明，将毛豆仁或蒸或煮皆可。

加盐调味。

其他做法

可用毛豆荚替代毛豆仁。

卡路里：120　　碳水化合物：11 克　　脂肪总量：4 克

蛋白质：13 克　　膳食纤维：4 克

终结疯狂

食品健康关乎国家安全 *

古时两军对垒，攻方为求胜，可能会在敌军的食物或水源中下毒。现在，假设有这样一些人也密谋以类似的手法，从经济上和军事上进行破坏。但是他们不会去污染水源或食物储备，因为这样太容易被现代公共卫生检测系统识破并拦截。他们的计划是通过逐步破坏食品供应来达到目的。这些人逐步渗透到社会的各个关键部门，暗中破坏整个国家的饮食结构，让越来越多的人受困于糖尿病及其他因肥胖引发的致残健康问题。他们的目标主要涉及以下几个领域：

政府：

- 制订长期的农业政策，鼓励低营养品质的经济作物的生产，抑制营养丰富的蔬菜、水果、豆类和坚果的种植 [1]。

---

* 本节内容涉及美国国内情况，为保证引进图书的完整性，予以保留——编者注

- 通过"补充营养援助计划"(旧称"粮食券计划"),提供免费的垃圾食品和含糖饮料,总价高达每年数十亿美元[2]。
- 限制对营养研究、校园午餐计划和儿童肥胖症预防方案的资金投入[3]。
- 缩减与国家高速公路系统对接的公共交通(包括人行道和自行车道)上的投资,限制通过运动来冲抵不良饮食所致负面影响的机会。

食品行业:

- 生产种类繁多的劣质食品,基本都采用价格低廉的经济类谷物和人工添加剂加工而成[4]。
- 不遗余力地向全社会推销这些劣质食品,尤其以儿童作为目标消费群体(从孩子很小的时候起就要确保其对品牌的忠诚度)。
- 让快餐、垃圾食品和含糖饮料既随处可见,价格上又能让大众承受,而富有营养的天然食物则既难买到又昂贵。
- 在大众对低下的食物品质提出质疑时,开出会整改的空头支票,背后却继续干着危害公众健康的勾当[5]。

学校:

- 通过降低校园午餐计划所供食物的品质,来缩小预算缺口，特许快餐公司经营学校自助餐厅，通过自动售货机来贩卖垃圾食品。

- 削减或彻底取消体育课及课外娱乐活动。

学术界和专业健康协会：

- 接受来自食品行业的资金，用于科研、赞助、产品代言、优先接触"意见领袖"以及其他合作等。尽管有证据表明，这种关系会造成学术上的偏颇，并逐渐损害公共卫生保健的可信度[6]。

这些阴谋活动，尽管单独某项可能造成的损害有限，但各项的合力却能对社会造成灾难性的危害。与膳食相关疾病的医疗费用已迅速攀升，达到每年近1万亿美元。与此并行的，是因劳动力的生产力水平下降造成的巨额预算赤字。而迫在眉睫的财政危机又引发了政治内讧和立法瘫痪。用在教育、科研、交通及其他重要领域的长期投资的缩减，国家基础设施的老化，严重削弱了这个国家的经济竞争力。国防部甚至担心，一旦需要大规模出兵，年轻一代的体质已经达不到入伍服役的要求。[7]一百年来，这个国家超级大国的地位第一次受到了威胁……其严重程度甚至超出了对手的想象。

这种可怕的场景，却很可能因为纯粹的内因而成真。而这个内因，就是将特定利益和短期效益，置于公众健康和社会需求之上的体制性政治失败。造成这种失败，我们都负有责任，是我们容忍了一种错误文化的形成，忽视了健康，只追求一时的便利和工业化生产的精加工食品带来的暂时快感。不过，在整个过程中，应担负主要责任的是食品行业。

到处充斥着含糖的淀粉类食物，因而要是想要控制体重，日常生活的每一天都困难重重。可这就是现实，我们也只能硬着头皮应对。

——安·R.，61岁，艾奥瓦州温莎海兹

食品企业及它们的宣传机构，每年花在政治捐款、政治游说和相关活动上的资金数以千万计。作为回报，它们获得了对地方、各州及全国食品政策的巨大影响力。[8] 在过去十年中，积极的行业游说活动已经：

- 破坏了校园午餐标准（例如，将披萨定义为蔬菜）。
- 妨碍了联邦营养援助计划的改革［例如，无视美国国立医学研究所的建议，将土豆硬性列入美国妇幼营养补助计划（WIC）中有益健康的食品之列］。
- 阻止了对含糖饮料的征税。
- 阻碍了对儿童食品广告的限制。
- 弱化了食品标签标准（例如，是否标注为转基因食品）。
- 影响了与糖及其他食品相关的膳食指南。
- 影响了联邦政府数十亿美元农业补助的资金流向。

隐形糖才是最让我震惊的。我一直都知道,也一直听人说,所有食物里面都添加了糖。不过我现在是实实在在地看到了,糖对我产生了多么深刻的影响。我们不属于那种柜子里总有好多垃圾食品,或者特别爱吃垃圾食品的人,可我们还是总觉得很不舒服。变胖实在是太容易了。尽管也努力想吃得健康一些,但实际能做的很有限。糖真是无处不在啊,这个"不管什么都有糖"的问题,真够恶心的。

——南·T.,53 岁,亚拉巴马州伯明翰市

面临越来越严峻的肥胖问题,尤其是儿童肥胖问题,食品企业投入巨资展开宣传攻势,塑造良心企业的形象,让公众误以为他们是真心想解决问题。但是在他们"不遗余力地进行政治游说,强烈反对实施改善儿童健康的政策;在政府会议和公众场合发表带有误导性的言论,谈及企业政策时不如实陈述;对企业应担负的社会责任向公众做出的承诺,听着好听,但实质不过是又一次企业公关活动而已"[10]之时,又让我们如何相信这些食品企业?美国食品安全律师米歇尔·西蒙(Michele Simon)提出了这样的质问。

总体而言,食品企业并不是不道德的。它们的一举一动,多数情况下都是可预见的。正如玛丽恩·内斯特尔*在《食品政治》中所描述的[11],食品企业对自己的股东负有信托责任,

---

* Marion Nestle,曾任美国卫生与公众服务部的高级营养政策顾问。——译者注

那就是追求利润最大化。在不受监管的市场中，利润的主要来源，就在于促进精加工日常食品的消费。企业的管理者可能初衷是好的，但是如果卖垃圾食品给儿童正是市场的竞争点所在，他的公司不采取同样的策略，就会在竞争中处于劣势。

生产健康食品，与丰厚的利润，二者之间的矛盾是内在固有的。为了转移视线，食品企业争辩道，个人应该负全部责任。食品企业并没有强迫人们去购买垃圾食品。人们的选择都是自愿的，自然也要承担相应的后果。但是这种论调根本站不住脚，根本原因有两点。首先，行业对政策的操纵已经让市场自由度大打折扣，进而对食品环境造成了巨大影响。工业化的加工食品供应充沛、随处可见，价格也比天然食品低廉。这种局面的形成，部分应归咎于政府的政策。当人们身处天然食品的沙漠、垃圾食品的绿洲时，还怎么对自己的选择负全责？2000 年，美国国立医学研究所在一份报告这样写道：

当来自社会、文化和自然环境的种种力量都不利于人们改变行为时，期望人们轻易做出改变是不合情理的。防病健身的项目要取得成功，不能只关注个人行为，还要关注人们所处的大环境。[12]

每天晚上想看一会儿电视，电视里铺天盖地的，都是处方药和连锁餐厅的广告。真是互利互惠的社会呀！在连锁餐厅里吃完饭，就可以直接去医院和药房了。几乎看不到有什么推销水果蔬菜，还有倡导体育锻炼的广告。他们通过给我们洗脑，让我们的身体越来越糟糕。

——乔蒂·A., 59 岁, 俄克拉何马州马斯科吉市

其次，以工业化食品为主的膳食结构造成的长期后果，不是全部由个人来承担的。全社会都在为其买单，包括医疗保险和医疗救助的直接投入，以及补充保障收入及其他残疾人福利的间接投入。事实上，给员工购买了医疗保险的所有企业，还有购买了个人险的所有个人，都在承担着这个后果。

面对绝大部分公共健康问题，我们都不会混淆个人、企业和政府之间应负的责任。试想如果政府解除对机动车安全的管制会出现什么后果？行业可以将存在安全隐患的车辆推向市场，然后期望消费者自己去甄别？责任共担理所应当普适于所有的消费品，从玩具到烤箱，无一例外。为什么食品就不在其列呢？

除非我们做出彻底改变，否则饮食不当造成的慢性疾病，会带给人们巨大的痛苦，缩短人们的寿命[13]，导致经济下滑，并损害我们的国际影响力。但是，会对美国国家安全造成主要威胁的这一问题，是可以通过各方的协作努力（如果政治上有难度）来消除的。简要陈述如下：

恢复食品健康作为国家安全
重点任务的 10 点计划

1. 建立政府间食品政策委员会

除非我们能成功实施对竞选筹款方式的改革，否则食品行业仍将拥有对政府的巨大影响力。不过我们可以将政策与政治隔离开来，就像对待其他涉及国家安全的事务一样（比如关闭军事基地等），建立一个独立的委员会，赋予它相应的权力，使其能对与国家食品政策相关的所有事务——不管是农业补贴还是校园午餐的指导方针——做出客观公允的决定。

2. 改革《美国膳食指南》的修订程序

将修订指南的主要职责，移交给美国国立医学研究所或其他独立机构，避免由美国农业部主导修订带来的利益冲突问题，因为美国农业部本身还肩负着推广玉米及其他经济作物的使命。[14]

3. 对所有加工食品和餐馆快餐征税

如此一来，这些不健康食品的长期成本就计入了购买价。产生的税收可用于补贴蔬菜、水果和其他天然食品的生产。[15]

4. 对食品广告加以规范

美国宪法第一修正案并不担保宣传明显非健康食品的权利，特别是在涉及儿童健康时。最起码，也应该给消费者以恰当的健康警示。如果伟哥的广告对长时间勃起这样罕见的并发症都必须提及的话，为什么含糖饮料就不能将常见的后果诸如体重增长过度和糖尿病列出来呢？[16]

5. 将学术团体与专业营养机构间的利益冲突最小化

政府应通过美国国立卫生研究院，为高质量的营养研究注入充足资金[17]，这样来自于食品行业的赞助就不会显得那么举足轻重，而由企业赞助而导致的研究倾向才能得以稀释。专业机构应避免与企业之间产生经济关系，以免影响其执行维护公众健康的使命。

6. 为中小学校提供充足资金

使其有能力保证高品质的早餐和午餐供应，开展日常的体育课程以及课后娱乐活动等。

7. 设计新的餐馆菜式

为公众提供采用天然食材烹制的菜肴，既要方便，价格还要便宜。

8. 研制更为健康的加工食品

食品工业不能主要依赖加工谷物和糖，而应采用营养品质更高的食材。此外，一些常规食品完全不必过度加工，就可以推向市场（如石磨面包和燕麦碎粒）。[18]

9. 用选票说话

推选政治家时，公众可推选那些勇于将公众健康放在短期特殊利益之前的候选人。

10. 用叉子说话

公众可通过以天然食物为主，而不是高度加工食品为主的饮食方式，敦促食品企业设计和推广更为健康的食品。

我们家过去总有好多零食（椒盐脆饼、格兰诺拉麦片棒、微波爆米花等等），还有一大堆冷冻食品（鸡块、奶酪通心粉等等）。我还总是摆着一大碗水果。可是，有那些乱七八糟的东西在，没有人吃水果。让我惊奇的是，那天我女儿从我旁边走过去，嘴里居然咬着一只梨。我还注意到，现在大家两餐之间饿了的时候，都是去吃水果。我很高兴。

——莫妮卡·M.，45 岁，弗吉尼亚州大瀑布城

食品行业的做法，有的时候很有建设性，有的时候则让人火冒三丈。支持者和批评者总能举出各种实例来，论证食品行业不是本质上"很好"，就是本质上"很坏"。其实这种争论漏掉了关键的一点。在市场导向型经济中，食品行业为了利润最大化，会有机会主义行为。这就需要政府负起责任，规范市场，让企业从服务社会需求，而不是从损害社会需求中获利。

而食品行业也要时刻牢记，维护公众健康符合每一个

人的最高利益。健康食物的供应，是一个强大社会形成的基石。正如半个世纪前美国食品科学家乔治·斯图尔特（George Steward）所主张的：

> 如果我们对食品工艺发展带来的营养问题不予以足够的重视，终有一天我们可能会面临这样的困境，我们生产的食品味道诱人、取用便利、易于储存，但却无法满足人类的营养需求。换言之，我们会面临损害全民营养健康的风险……我衷心希望，每个食品工艺师都担负起道义责任，为公众提供有营养、（而不是徒有）美味的食物。[19]

然而归根结底，最终还是取决于我们自己。在我们完成对社会的重塑、让天然食品成为便利选择之前，我们必须为自己的健康、儿孙的健康负起全部责任。我们可以对推销垃圾食品的诱惑性广告说不，我们知道这些食品会引发哪些疾病，大多数情况下糖尿病就是这么发生的。而一旦得病，又哪里会有什么方便和愉悦？本书的主旨，就是为您在追求健康的旅程中提供助力。

附录

A. 含碳水化合物食物的血糖负荷表 **

食物种类	血糖负荷 ***		
	低 各阶段均可食用	中 阶段 2 和阶段 3 可食用	高 仅阶段 3 可食用
蔬菜	苜蓿芽	橡子南瓜	土豆
	洋蓟	甜菜根	
	芦笋	奶油南瓜	
	牛油果	青豆	
	竹笋	欧洲防风草	
	豆苗	大蕉	
	白菜	南瓜	
	西兰花	红薯	
	抱子甘蓝	山药	
	圆白菜		
	胡萝卜		
	菜花		
	芹菜		
	莙荙菜		
	黄瓜		
	茄子		
	嫩菜豆		
	羽衣甘蓝		
	苤蓝		
	韭菜		

续表 1

食物种类	血糖负荷 ***		
	低 各阶段均可食 用	中 阶段 2 和阶段 3 可食用	高 仅阶段 3 可食用
蔬菜	生菜 蘑菇 芥菜 秋葵 洋葱 甜椒 萝卜 芜菁甘蓝 小葱 荷兰豆 菠菜 西葫芦 瑞士甜菜 番茄 芜菁 荸荠 绿皮西葫芦		
水果	苹果 杏 各种浆果 樱桃 柑橘 柚子 西柚 葡萄	苹果酱 * 香蕉 无糖水果罐头 哈密瓜 果脯 白蜜瓜 芒果 木瓜	果汁等饮料

续表2

| 食物种类 | 血糖负荷 *** | | |
	低 各阶段均可食用	中 阶段2和阶段3 可食用	高 仅阶段3 可食用
水果	猕猴桃 柠檬 青柠 油桃 橙子 桃子 梨 李子	菠萝 西瓜	
豆类	豆子（非烤制） 豇豆 鹰嘴豆 鹰嘴豆泥 扁豆 豌豆	烤豆子 *	
坚果	杏仁 巴西坚果 腰果 榛子 澳洲胡桃 花生 花生酱（无糖） 碧根果 开心果 核桃	花生酱（加糖）*	

食物种类	血糖负荷 ***		
	低 各阶段均可食用	中 阶段 2 和阶段 3 可食用	高 仅阶段 3 可食用
种子	奇亚籽 南瓜子 芝麻 葵花子		
奶制品	奶酪 牛奶 酸奶（无糖）	巧克力奶 * 酸奶（加糖）*	
谷类		苋菜籽 大麦 粗加工的面包（包括全麦面包、发芽谷物面包和石磨面包）* 早餐燕麦（高纤维）* 糙米（取决于品种） 荞麦（粥） 玉米（取决于品种） 法罗小麦 燕麦 意大利面（非罐装） 藜麦 黑麦 小麦粒 菰米	精加工的面包（包括百吉饼、主食小面包、玉米面包、英式松饼、皮塔饼、卷饼和白面包） 早餐燕麦（低纤维） 蒸粗麦粉 苏打饼干 薄煎饼 意大利面（罐装） 披萨 爆米花 椒盐卷饼 年糕 馅料 墨西哥薄饼皮 墨西哥玉米薄饼 华夫饼 白米

续表 4

| 食物种类 | 血糖负荷*** | | |
	低 各阶段均可食 用	中 阶段 2 和阶段 3 可食用	高 仅阶段 3 可食用
甜点	黑巧克力（可可含量 70% 或以上）	冰激凌* 牛奶巧克力*	布朗尼 蛋糕 糖果 薯片 饼干 奶油蛋羹 面包圈 馅饼 冰沙 含糖饮料

* 由于含糖量较高，或加工程度较深，请避免在第二阶段食用。

** 血糖负荷，是指食物（一餐饭或者一天的饮食）在餐后数小时内对血糖水平的影响程度。经常食用血糖负荷高的食物，与体重过度增长、罹患心脏病和糖尿病的风险之间有密切关联，相关论述见第四章。血糖负荷为升糖指数与碳水化合物含量之乘积。升糖指数及血糖负荷详细列表见 www.glycemicindex.com。

*** 本表在对不同食物种类就血糖负荷进行分类时，为更好地对同种食物加以区分，采用的数值略有不同。

B. 每日跟踪表及每月进度图

每日跟踪表

本表每日填写一份，也可从 www.alwayshungrybook. com 网站下载打印。按照表中所列五项，根据全天整体感受打分评估。将五项的得分相加，总分记录下来（总分会在 0~20 之间）。然后，对当天摄入的精制碳水化合物食物总量做一个评估。将总分填入月进度表，用不同颜色（绿、黄或者红）标记相应的精制碳水化合物食品摄入量。最后在本表的最末部分，记录下其他目标的进展情况（减压、运动以及睡眠等）。

饥饿感。今天感觉：

□0（饿极了）　□1　□2　□3　□4（不饿）

_____分

饮食冲动。今天的饮食冲动：

□0（特别强）　□1　□2　□3　□4（没有）

_____分

饱腹感。今天的饭后满足度：

□0（没有）　□1　□2　□3　□4（持续到下一餐）

_____分

精力饱满度。今天的总体精力：

□0（低）　□1　□2　□3　□4（饱满）

_____分

总体健康及精神面貌。今天的总体状态：

□0（差） □1 □2 □3 □4（好）

_____分

总分_____

我今天吃了这么多份精制碳水化合物食品（圈出一个）：

在月进度表上用相应颜色标记出来

0-1 绿色　2 黄色　3 及以上 红色

我完成了 5 分钟减压练习：□ 早上　□ 晚上

我饭后散步了：□ 早上　□ 晚上

我做了喜欢的运动：□（哪种）_____

我完成了睡前准备：□（描述）_____

每月进度图

本表追踪的是每月的进展情况。此外，您还能看到每天摄入的精加工食品对项目成果所造成的影响。将每天的总得分在相应数值区间用圆点标记出来，本表可从 www.alwayshungrybook.com 直接下载。圆点的颜色，要与当日食用精加工食品量评估结果的颜色对应（0—1 为绿色，2 为黄色，3 及以上为红色）。如果开始本减肥项目的时间是在月中，可将已过去的日期留白。到月末时，将当月累计体重及腰围增减值记录下来（与月初之差）。

请填写月初数据（开始本项目前的数据）：

体重 ＿＿＿＿＿＿＿

腰围 ＿＿＿＿＿＿＿

每月进度图

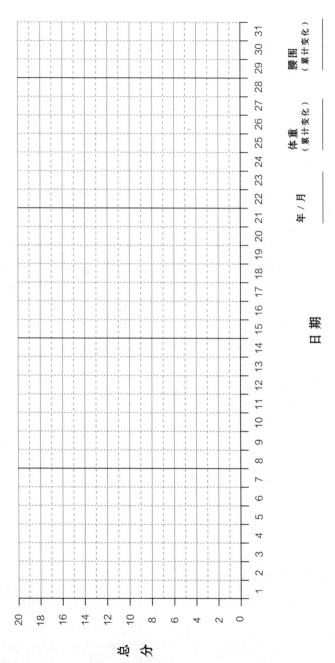

总分

年 / 月 _____   体重 _____   腰围 _____
　　　　　　　　（累计变化）　　（累计变化）

日　期

394

C. 蔬菜、全谷物、坚果及种子类食材烹饪指南

蔬菜烹饪指南

蔬菜是"总觉得饿"的解决方案中的重要组成部分，它们营养丰富，而且是各阶段可用美味酱料蘸料的绝佳搭配。发挥你的创造力，同时让这个指南帮你去掉那些不确定性。

蔬菜	切块大小及准备工作	烹煮时间（分钟）				
		煎*	蒸	煮	焯**	烤
芝麻菜	洗净。切大块	2~3	2~3		小于1	
芦笋	切掉根部	4~6	7~8	6~8	1	8~10
甜菜根	煎:去皮切碎。蒸或煮:去皮，切成边长2.5厘米小块 焯:切薄片，圆或半圆均可 烤:不用去皮，将整只甜菜放入烘焙盘，加入¼杯水，用铝箔纸盖严，或单独包好;烤好后剥皮食用	6~8	15~20	10~15	1~2	45~60（视大小而定）

续表1

蔬菜	切块大小及准备工作	烹煮时间（分钟）				
		煎*	蒸	煮	焯**	烤
甜椒(绿、红、橙或黄椒)	去籽，切细条	5~7			小于1	20~25
白菜，瓢儿菜	叶梗切成1.3厘米宽，叶片粗切成大片	2~4	2~4	2~4	小于1	
西兰花	茎部去掉粗老外皮后切细条，朵部分成小朵	4~6	6~8	6~8	1	20~25
西洋菜心、花椰菜苗、芥蓝	切成1.3厘米长的小段	4~6	4~6	4~6	1	
卷心菜（白、绿、红）	去掉中间的硬芯，切成细丝。烤：切成4厘米厚的楔形块	5~7	8~10	8~10	1	20~25
胡萝卜	煎或焯：擦成丝，或者切细条、细丝、薄片	4~6	8~10	8~10	1~2	25~30
菜花	菜花头分成小朵，菜心切丁	4~6	7~9	7~9	1~2	15~18
菾菜（绿、红）	洗净。叶梗切成边长1.3厘米的小块，叶片粗切成大片	4~6 先将梗入锅，2分钟后再放入菜叶	4~6 梗放在锅底	3~5	梗子1分钟，叶子少于1分钟	

396

续表 2

蔬菜	切块大小及准备工作	烹煮时间（分钟）				
		煎 *	蒸	煮	焯 **	烤
洋葱甘蓝	洗净，将叶梗和叶片分开。将梗切薄片，叶子粗切成大片	5~8	5~8	3~5	1~2	
大白萝卜及其他萝卜	切厚片，小萝卜不用切 煎：擦丝或切细丝 焯：切成薄圆片或半圆片	4~6	4~6	5~8	1	15~20
茄子	可视需要去皮。切成2.5厘米厚的块，或切片	10~12				20~15
茴香	球茎和叶梗部分切成薄薄的圈。 烤：切成四大瓣，或大块	6~8	6~8	6~8	1~3	30~45
四季豆	去筋摘好，掐去两头。	3~5	4~6	4~6	最多1	8~10
羽衣甘蓝	洗净，梗叶分开。梗横切成薄片，叶子粗切成大片。	4~7	4~7	3~5	1~2	
韭菜	纵切成两半。每层叶子都要清洗干净。杆子的部分横切成片。 烤：切大块。	5~7	5~7	6~9	1~2	20~30

蔬菜	切块大小及准备工作	烹煮时间（分钟）				
		煎*	蒸	煮	焯**	烤
芥菜	洗净后，将叶子和叶梗分开。叶梗细切成薄圆片，叶片粗切成大片	3～5	3～5	3～5	1	
长白菜	白菜梗切成1.3厘米长的片，叶片粗切即可	2～4	2～4	2～4	小于1	
洋葱(甜、黄、白、红)	剥去干损外皮。切成半月形的薄片或切丁。 烤:切成四瓣，或切成厚楔形块	8～10	10～12	8～10	2～3	20～25
欧洲萝卜	切成1.3厘米见方的块。 煎:擦丝或切丝。 焯:切薄圆片	8～10	13～15	12～14	2	35～50
大黄	去皮。切成1.3厘米见方的小块 煎:擦丝或切细丝 焯:切成薄片	7～9	16～18	14～16	1～2	35～50
荷兰豆或甜豆	去筋摘好，掐去两头	2～3	2～3	2～3	少于1	
菠菜	洗净切长段	2～3	2～3	3～5	少于1	

续表 4

蔬菜	切块大小及准备工作	烹煮时间（分钟）				
		煎[*]	蒸	煮	焯^{**}	烤
西葫芦	切成 0.6 厘米的厚片或粗条	5 ~ 10	5 ~ 7	5 ~ 7	1 ~ 2	15 ~ 20
红薯	煎：擦丝或切细丝	8 ~ 10	8 ~ 10	10 ~ 12	2 ~ 3	45 ~ 60
	蒸或煮：切成 2.5 厘米厚的大块或斩成厚片					
	焯:横切成薄片					
	烤：切成 2.5 厘米见方的块、厚片，也可整只烤					
芜菁	切成 1.25 厘米厚的块	6 ~ 8	12 ~ 14	10 ~ 12	1 ~ 2	30 ~ 40
	煎：擦丝或切细丝					
	焯：横切成薄片					
冬南瓜（笋瓜、奶油南瓜、日本南瓜或橡子南瓜）	剖成两半，去籽，切成 2.5 厘米见方的块，或厚些的楔形块。除非瓜老得皮跟橡子一样硬，否则可以带皮吃		14 ~ 16	12 ~ 14	2 ~ 3	30 ~ 40
	焯：横切成半月形薄片					

* 推荐食用橄榄油，但也可食用其他植物油（如高油酸红花籽油）或黄油。

** 焯好的菜不必过冷水。

399

全谷物烹饪指南

烹制全谷物虽然看起来挺神秘，其实很简单，只需要水、盐，噢，还有火。水烧开，加盖焖够时间即可。在阶段 2，我们每天都要食用完整颗粒的全谷物食物。你以前可能没吃过，没关系，试试看吧！你会发现它们比加工食品提供的饱腹感更强呢。准备食材的时候，可以多准备一些留待下一餐用。有了已经预先做熟的全谷食材，做起饭来既省时又省事。

全谷	生谷用量 （杯）	水 （杯）	盐 （茶匙）	煮制时间 （分钟）	熟后大致量 （杯）
不必预先浸泡					
燕麦	1	1.5~2	$\frac{1}{8}$	15 ~ 20	3
碎麦粒	1	$1 \sim 1\frac{1}{4}$ 杯沸水	$\frac{1}{8}$	5	2
法罗小麦	1	2	$\frac{1}{8}$	30	2
小米 *	1	2 ~ 4 杯沸水	$\frac{1}{8}$	30	3 ~ 5
珍珠麦	1	3	$\frac{1}{8}$	30	3
藜麦（洗净）	1	2	$\frac{1}{8}$	20	3
碎燕麦	1	2	少许	30 ~ 45	2

全谷	生谷用量 （杯）	水 （杯）	盐 （茶匙）	煮制时间 （分钟）	熟后大致量 （杯）
碎燕麦（慢煲过夜）	1	4	少许	煮开后关火，盖上盖子，在炉子上放一夜。或等燕麦凉后，放入冰箱冷藏一夜。可冷藏后吃，也可加热后吃	4.5
推荐预先浸泡（4 小时至 1 夜）**					
糙米***	1	1.5	$\frac{1}{8}$	50 分钟（种类不同，烹煮时间会相应不同）	2 ~ 3
脱壳大麦	1	3	$\frac{1}{8}$	至少 1 小时	3
全麦粒	1	3	$\frac{1}{8}$	至少 1 小时	3

* 如果想要松脆的口感，开水加 $2\frac{1}{4}$ 杯；想要软烂的口感，开水加 4 杯。软烂的小米做好后，可放凉后切块，入锅煎，就想炒凉粉那样。

** 预先浸泡，让谷物发点芽，既可提高营养价值，同时能让口感更好，谷香更浓。

*** 米粒短圆的口感更黏，长米和印度香米黏性稍弱。

坚果及种子烘烤指南

烘烤基本步骤：

烤箱预热至180℃。取锡箔纸，将生干果或种子平铺开一层后放入烤箱，烤至颜色微黄，香味开始飘出后取出（烘烤时间见下表）。每种烤箱都略有不同，所以要注意观察，每隔几分钟就检查一下，以免烘烤过度。烤好后马上从烤箱中取出，放入盘中晾凉。晾好后收入广口罐中（广口罐头瓶就可以），或其他密封容器中装好。

干果或种子	烘烤时间（分钟）
杏仁	10 ~ 12
腰果	8 ~ 10
澳洲胡桃	生吃
花生	10 ~ 12
美国胡桃	10 ~ 12
开心果	8 ~ 10
南瓜子	6 ~ 8（颜色金黄并开始鼓起就烤好了）
芝麻	6 ~ 8（颜色金黄、香味溢出，开始噼啪作响即可）
葵花子	5 ~ 7
核桃	8 ~ 10

注：用烤箱烘烤会快很多。参见说明书，自己多试几次，闻到香味即可。

致谢

我们今天在医疗上所面对的那些最重要的问题，远不是任何一个人能够独立解决的。我要深深感谢我的诸位导师、同事，还有我的病人，在我的职业生涯中一直给予我导引。

至于这本书，我极为有幸得到了由营养、膳食和编辑专家组成的明星团队的支持。我的项目经理玛莉丝卡·范阿斯特表现臻乎完美。她帮助我设计项目、组织各种先期试验，让所有人都能进展顺利。此外她还对我的文稿提出了很多睿智而温和的反馈。詹尼斯·吉卜林对本项目的贡献重大。我的两名得力助手辛得拉·福曼和特蕾西·甘斯勒，协助我准备食谱、饮食计划和营养分析。苏珊·查特斯基一丝不苟地执行了饮食计划，并为我提供了非常有帮助的反馈。玛丽·伍丁以简单明了的画笔，为本书创作了传递科学概念所需的插图。来自 Coach Accountable 公司的约翰·拉森，专门对他那套非常棒的软件进行了调整，以支持我们的试点测试。

才华横溢的玛丽莎·盖勒格和伊森·利特曼，是我们在波士顿儿童医院的试点测试主要负责人（恭喜二位完成了医学院的学业！）。*Experience Life* 杂志的出色团队，在项目早期对项目的设计和体验给出了非常重要的意见，更一路给我们以鼓励，并帮助我们为全国范围的试点测试招募志愿者。在此我要特别感谢杂志的创刊编辑皮拉·基拉希莫，和多平台内容资深总监杰米·马丁，感谢他们在其中所发挥的领导作用。

我最最要特别感谢的，是我的人生伴侣和这个项目的事业伙伴，多恩·路德维希。多恩严谨又充满热情地主持了全国范围的试点测试，关于食谱和饮食计划的方方面面，全是她一手负责。她废寝忘食地工作，只为了能制作出既能完美达到营养目标，又符合烹饪书级别的高质量餐点，还要为素食者和其他有特殊要求的人群找到合适的替代方法。她那种以食物来激励和治疗的能力，在"总觉得饿的解决方案"中处处可见。

我很荣幸地有机会与编辑莎拉·佩尔兹，以及她在 Grand Central 出版社的杰出团队合作，包括出版人杰米·拉伯、主编戴博·法特、编辑主任凯伦·莫格罗、编辑助理摩根·海登、宣传总监马修·巴拉斯特，以及我的营销团队布莱恩·麦克林顿、阿曼达·普利兹克和安德鲁·邓肯。他们以极高的专业精神与热情，引导着项目的发展，在我需要的时候给我指明方向，在我不需要时给予我充分的自由。最后要提到的，也是一定要提的，是我的写作团队中来自 Inkwell Management 的理查德·派恩、伊莉莎·洛斯斯坦和阿历克斯·赫雷。我的经纪人理查德就像一位兄长一样保护着我，以娴熟的专业技巧带着我从项目初始走到完成。他不仅是绅士，也是学者。

很多同事和朋友也为文稿提出了很多宝贵意见，包括皮拉·基拉希莫（*Experience Life* 杂志的创刊主编）、丹尼尔·利伯曼（他的那本 *The Story of the Human Body* 写得非常精彩）、盖瑞·陶布斯（他的著作 *Good Calories, Bad Calories* 对减肥背后的科学做了非常重要的历史回顾）、沃特·维莱特（他的 *Eat ,Drink ,and Be Healthy* 可谓经典）、本·布朗、卡拉·埃伯苓·、约瑟夫·马泽伯以及达鲁什·莫扎法利安。

我要感谢马克·海曼（*Eat Fat, Get Thin*），为我们之间十余年的友谊，为他对我工作的支持与鼓励，为他在我进入书籍出版世界时的导引，手稿未成之时和手稿完成之后，我都得到过他的帮助。理查德·博罗夫斯基和罗德格·威登也都曾给过我宝贵的个人意见。

没有波士顿儿童医院 New Balance 基金会肥胖症防治中心的那些同事，没有卡拉·埃伯苓、克里斯汀·赫雷和丹尼埃尔·斯科匹克的出色管理，这本书是绝不可能完成的。在此我尤其要感谢卡拉。卡拉是我指导的第一批科研新人中的一位，后来她逐渐成长为世界顶级的独立研究者，成为我最亲密的研究合作伙伴。防治中心过去十年的研究工作，大部分都是由卡拉负责的，其中就包括本书所用的很多研究。

搞科研是一项耗资巨大的任务，而政府资助不幸正变得越来越稀缺。因此我要特别感谢那些为我们的研究一路提供支持的慈善资助人。得益于 Charles · H.Hood 基金会在九十年代末的一笔巨额资助，我才能够开始临床研究的职业生涯。New Balance 基金会还专门提供了改造基金，为我们在防治中心的各项工作展开提供了一个家。他们的领导团队包括安妮 · 戴维斯和吉姆 · 戴维斯、梅根 · 布罗施、莫莉 · 桑德雷和诺伦 · 毕格罗。他们都深爱着孩子，工作在消灭儿童肥胖症蔓延的第一线。最近，在 Laura and John Arnold 基金会的大力支持下，Nutrition Science Initiative（NuSI）为我们迄今为止规模最大的一项研究提供了资金资助，专门研究膳食对新陈代谢的影响。我与该机构领导层中的彼得 · 阿提亚、盖瑞 · 陶布斯以及马克 · 弗雷德曼有过多次深有启发的交谈。另外还有其他一些慷慨的赞助者，包括 Thrasher 研究基金会、Allen 基金会、*Runner's World* 杂志主办的 Heartbreak Hill Half & Festival 及 Many Voices 基金会等。我还要感谢美国国立卫生研究院（NIH），特别是美国国家糖尿病与消化系统及肾病研究院（NIDDK）对我研究工作的多年支持。

我要感谢我的导师乔伊 · 马泽伯，感谢我二十余年来工作的地方波士顿儿童医院。

最后，我要对所有参与我们试点测试的志愿者表示衷心的感谢。

免责声明

　　本书仅代表作者关于饮食与营养的研究成果与个人观点，不可用于替代与专业医护人员的单独咨询。如果您患有某些特殊疾病，在开始本书所述减肥项目前，请咨询专业医生，以根据您的实际状况做出相应调整。

注解

总觉得饿，体重不减

1. Kolata G. In struggle with weight, Taft used a modern diet. *New York Times*. October 14, 2013. http://www.nytimes.com/2013/10/15/health/in-struggle-with -weight-william-howard-taft-used-a-modern-diet.html?_r=1 Accessed June 21, 2015; Levine DI. Corpulence and correspondence: President William H. Taft and the medical management of obesity. *Annals of Internal Medicine* 2013;159(8):565-570.

第一章　概述

1. USDA, Choose MyPlate. Weight Management: Eat the Right Amount of Calories for You. http://www.choosemyplate.gov/weight-management-calories /weight-management/better-choices/amount-calories.html. Accessed June 21, 2015; Executive summary: Guidelines (2013) for the management of overweight and obesity in adults: a report of the American College of Cardiology/American Heart Association Task Force on Practice Guidelines and the Obesity Society published by the Obesity Society and American College of Cardiology/American Heart Association Task Force on Practice Guidelines. Based on a systematic review from the The Obesity Expert Panel, 2013. *Obesity* 2014;22 Suppl 2:S5-39.

2. Ludwig DS. Weight loss strategies for adolescents: a 14-year-old struggling to lose weight. *JAMA* 2012;307(5):498-508; Puhl RM, Latner JD, O'Brien K, Luedicke J, Forhan M, Danielsdottir S. Cross-national perspectives about weight-based bullying in youth: nature, extent and remedies. *Pediatr Obes* 2015 Jul 6. doi: 10.1111/ijpo.12051.

3. Brownell KD, Puhl RM, Schwartz MB, Rudd L (editors). *Weight Bias: Nature, Consequences, and Remedies*. New York: The Guilford Press; 2005.

4. Ebbeling CB, Swain JF, Feldman HA, et al. Effects of dietary composition on energy expenditure during weight-loss maintenance. *JAMA* 2012;307(24): 2627-2634.

5. Weight Watchers. Zero PointsPlus™ Value Food List. http://www.weight watchers.com/util/art/index_art.aspx?tabnum=1&art_id=59781 Accessed June 21, 2015.

6. Ludwig DS, Friedman MI. Always Hungry? Here's Why. *New York Times.* May 16, 2014. http://www.nytimes.com/2014/05/18/opinion/sunday/always-hungry -heres-why.html Accessed June 21, 2015; Ludwig DS, Friedman MI. Increasing adiposity: consequence or cause of overeating? *JAMA* 2014;311(21):2167-2168.

7. Taubes G. What if It's All Been a Big Fat Lie? *New York Times.* July 7, 2012. mailto:http://www.nytimes.com/2002/07/07/magazine/what-if-it-s-all-been -a-big-fat-lie.html Accessed June 21, 2015; Taubes G. *Good Calories, Bad Calories: Fats, Carbs, and the Controversial Science of Diet and Health.* New York: Alfred A. Knopf; 2007; Taubes G. The science of obesity: what do we really know about what makes us fat? An essay by Gary Taubes. *BMJ* 2013;346:f1050.

第二章　问题

1. USDA, Choose MyPlate. Weight Management: *Eat the Right Amount of Calories for You.* http://www.choosemyplate.gov/weight-management-calories/weight -management/better-choices/amount-calories.html. Accessed June 21, 2015.

2. Hall KD, Sacks G, Chandramohan D, et al. Quantification of the effect of energy imbalance on bodyweight. *Lancet* 2011;378(9793):826-837.

3. Hill JO, Prentice AM. Sugar and body weight regulation. *AJCN* 1995;62(1 Suppl):264S-273S; discussion 273S-274S.

4. Willett WC, Leibel RL. Dietary fat is not a major determinant of body fat. *AJCN* 2002;113 Suppl 9B:47S-59S; Ludwig DS. Dietary glycemic index and obesity. *Journal of Nutrition.* 2000;130(2S Suppl):280S-283S; Taubes G. Nutrition. The soft science of dietary fat. *Science* 2001;291(5513):2536-2545.

5. Design of the Women's Health Initiative clinical trial and observational study. The Women's Health Initiative Study Group. *Controlled Clinical Trials* 1998;19(1):61-109; Thaul S, Hotra D (editors). Institute of Medicine (US) Committee to Review the NIH Women's Health Initiative. An Assessment of the NIH Women's Health Initiative. Washington DC: National Academies Press; 1993. http://www.ncbi.nlm.nih.gov/books/NBK236518/.

6. McCambridge J, Witton J, Elbourne DR. Systematic review of the Hawthorne effect: new concepts are needed to study research participation effects. *Journal of Clinical Epidemiology* 2014;67(3):267-277.

7. Howard BV, Manson JE, Stefanick ML, et al. Low-fat dietary pattern and weight change over 7 years: the Women's Health Initiative Dietary Modification Trial. *JAMA* 2006;295(1):39-49.

8. Beresford SA, Johnson KC, Ritenbaugh C, et al. Low-fat dietary pattern and risk of colorectal cancer: the Women's Health Initiative Randomized Controlled Dietary Modification Trial. *JAMA* 2006;295(6):643-654; Howard BV, Van Horn L, Hsia J, et al. Low-fat dietary pattern and risk of cardiovascular disease: the Women's Health Initiative Randomized Controlled Dietary Modification Trial. *JAMA* 2006;295(6):655-666; Prentice RL, Caan B, Chlebowski RT, et al. Low-fat dietary pattern and risk of invasive breast cancer: the Women's Health Initiative

Randomized Controlled Dietary Modification Trial. *JAMA* 2006;295(6):629-642; Tinker LF, Bonds DE, Margolis KL, et al. Low-fat dietary pattern and risk of treated diabetes mellitus in postmenopausal women: the Women's Health Initiative randomized controlled dietary modification trial. *Archives of Internal Medicine* 2008;168(14):1500-1511; Noakes TD. The Women's Health Initiative Randomized Controlled Dietary Modification Trial: an inconvenient finding and the diet-heart hypothesis. *South African Medical Journal* 2013;103(11):824-825.

9. Bueno NB, de Melo IS, de Oliveira SL, da Rocha Ataide T. Very-low-carbohydrate ketogenic diet v. low-fat diet for long-term weight loss: a meta-analysis of randomised controlled trials. *The British Journal of Nutrition* 2013;110(7):1178-1187; Nordmann AJ, Suter-Zimmermann K, Bucher HC, et al. Meta-analysis comparing Mediterranean to low-fat diets for modification of cardiovascular risk factors. *The American Journal of Medicine* 2011;124(9):841-851.

10. Atlantis E, Barnes EH, Singh MA. Efficacy of exercise for treating overweight in children and adolescents: a systematic review. *International Journal of Obesity* 2006;30(7):1027-1040; Boule NG, Haddad E, Kenny GP, Wells GA, Sigal RJ. Effects of exercise on glycemic control and body mass in type 2 diabetes mellitus: a meta-analysis of controlled clinical trials. *JAMA* 2001;286(10):1218-1227; Harris KC, Kuramoto LK, Schulzer M, Retallack JE. Effect of school-based physical activity interventions on body mass index in children: a meta-analysis. *Canadian Medical Association Journal* 2009;180(7):719-726; Thorogood A, Mottillo S, Shimony A, et al. Isolated aerobic exercise and weight loss: a systematic review and meta-analysis of randomized controlled trials. *American Journal of Medicine* 2011;124(8):747-755; Shaw K, Gennat H, O'Rourke P, Del Mar C. Exercise for overweight or obesity. *The Cochrane Database of Systematic Reviews.* 2006(4):CD003817.

11. Melanson EL, Keadle SK, Donnelly JE, Braun B, King NA. Resistance to exercise-induced weight loss: compensatory behavioral adaptations. *Medicine and Science in Sports and Exercise* 2013;45(8):1600-1609; Taubes G. The scientist and the stairmaster: why most of us believe that exercise makes us thinner—and why we're wrong. *New York Magazine* Sept 24, 2007. http://nymag.com/news/sports/38001/ Accessed June 21, 2015.

12. Melanson EL, Keadle SK, Donnelly JE, Braun B, King NA. Resistance to exercise-induced weight loss: compensatory behavioral adaptations. *Medicine and Science in Sports and Exercise* 2013;45(8):1600-1609; Taubes G. The scientist and the stairmaster: why most of us believe that exercise makes us thinner—and why we're wrong. *New York Magazine* Sept 24, 2007. http://nymag.com/news/sports/38001/ Accessed June 21, 2015; Thomas BM, Miller Jr. AT. Adaptations to forced exercise in the rat. *American Journal of Physiology* 1958;193(2):350-354; Hu K, Ivanov P, Chen Z, Hilton MF, Stanley HE, Shea SA. Non-random fluctuations and multi-scale dynamics regulation of human activity. *Physica A* 2004;337(1-2):307-318; Ridgers ND, Timperio A, Cerin E, Salmon J. Compensation of physical activity and sedentary time in primary school children. *Med Sci Sports Exerc* 2014;46(8):1564-9.

13. Thivel D, Aucouturier J, Metz L, Morio B, Duche P. Is there spontaneous energy expenditure compensation in response to intensive exercise in obese youth? *Pediatric obesity* 2014;9(2):147-154.

14. Hjorth MF, Chaput JP, Ritz C, et al. Fatness predicts decreased physical activity and increased sedentary time, but not vice versa: support from a longitudinal study in 8- to 11-year-old children. *International Journal of Obesity* 2014;38(7):959-965; Richmond RC, Davey Smith G, Ness AR, den Hoed M, McMahon G, Timpson NJ. Assessing causality in the association between child adiposity and physical activity levels: a Mendelian randomization analysis. *PLoS Medicine* 2014;11(3):e1001618.

15. Levian C, Ruiz E, Yang X. The pathogenesis of obesity from a genomic and systems biology perspective. *The Yale Journal of Biology and Medicine* 2014; 87(2):113-126.

16. Farooqi IS, Jebb SA, Langmack G, et al. Effects of recombinant leptin therapy in a child with congenital leptin deficiency. *NEJM* 1999;341(12):879-884.

17. Kessler DA. *The End of Overeating: Taking Control of the Insatiable American Appetite.* New York: Rodale Books; 2009; Moss M. *Salt Sugar Fat: How the Food Giants Hooked Us.* New York: Random House; 2013.

18. Sclafani A. Carbohydrate-induced hyperphagia and obesity in the rat: effects of saccharide type, form, and taste. *Neuroscience and Biobehavioral Reviews* 1987;11(2):155-162; Stubbs RJ, Whybrow S. Energy density, diet composition and palatability: influences on overall food energy intake in humans. *Physiology & Behavior* 2004;81(5):755-764.

19. Esposito K, Kastorini CM, Panagiotakos DB, Giugliano D. Mediterranean diet and weight loss: meta-analysis of randomized controlled trials. *Metabolic Syndrome and Related Disorders* 2011;9(1):1-12; Pereira MA, Kartashov AI, Ebbeling CB, et al. Fast-food habits, weight gain, and insulin resistance (the CARDIA study): 15-year prospective analysis. *Lancet* 2005;365(9453):36-42.

20. Bray GA. Obesity Has Always Been with Us: An Historical Introduction. In: Bray GA, Bouchard C (editors). *Handbook of Obesity—Volume 1: Epidemiology, Etiology, and Physiopathology.* 3rd edition. Boca Raton: CRC Press; 2014.

21. Roehling MV, Roehling PV, Odland LM. Investigating the Validity of Stereotypes About Overweight Employees: The Relationship Between Body Weight and Normal Personality Traits. *Group & Organization Management* 2008;33(4):392-424.

22. Flegal KM, Carroll MD, Ogden CL, Johnson CL. Prevalence and trends in obesity among US adults, 1999-2000. *JAMA* 2002;288(14):1723-1727.

23. Ogden CL, Carroll MD, Kit BK, Flegal KM. Prevalence of childhood and adult obesity in the United States, 2011-2012. *JAMA* 2014;311(8):806-814.

24. Ludwig DS. Childhood obesity—the shape of things to come. *NEJM* 2007;357(23):2325-2327; Ludwig DS. Weight loss strategies for adolescents: a 14-year-old struggling to lose weight. *JAMA* 2012;307(5):498-508.

25. Centers for Disease Control and Prevention. *National Diabetes Statistics Report*, 2014. http://www.cdc.gov/diabetes/pubs/statsreport14/national-diabetes-report-web.pdf Accessed June 21, 2015.

26. Williams CD, Stengel J, Asike MI, et al. Prevalence of nonalcoholic fatty liver disease and nonalcoholic steatohepatitis among a largely middle-aged population utilizing ultrasound and liver biopsy: a prospective study. *Gastroenterology* 2011;140(1):124-131.

27. Ludwig DS. Weight loss strategies for adolescents: a 14-year-old struggling to lose weight. *JAMA* 2012;307(5):498-508.

28. Levin BE, Govek E. Gestational obesity accentuates obesity in obesity-prone progeny. *American Journal of Physiology* 1998;275(4 Pt 2):R1374-1379.

29. Ludwig DS, Currie J. The association between pregnancy weight gain and birthweight: a within-family comparison. *Lancet* 2010;376(9745):984-990; Ludwig DS, Rouse HL, Currie J. Pregnancy weight gain and childhood body weight: a within-family comparison. *PLoS Medicine* 2013;10(10):e1001521.

30. Olshansky SJ, Passaro DJ, Hershow RC, et al. A potential decline in life expectancy in the United States in the 21st century. *NEJM* 2005;352(11):1138-1145.

31. Centers for Disease Control and Prevention. Estimated county-level prevalence of diabetes and obesity—United States, 2007. *MMWR* 2009;58(45):1259-1263; Ezzati M, Friedman AB, Kulkarni SC, Murray CJ. The reversal of fortunes: trends in county mortality and cross-county mortality disparities in the United States. *PLoS Medicine* 2008;5(4):e66; Kulkarni SC, Levin-Rector A, Ezzati M, Murray CJ. Falling behind: life expectancy in US counties from 2000 to 2007 in an international context. *Population Health Metrics* 2011;9(1):16 doi: 10.1186/1478-7954-9-16.

32. Cawley J, Meyerhoefer C. The medical care costs of obesity: an instrumental variables approach. *Journal of Health Economics* 2012;31(1):219-230.

33. UnitedHealth, Center for Health Reform & Modernization. *The United States of Diabetes: Challenges and Opportunities in the Decade Ahead.* Working Paper 5, 2010. http://www.unitedhealthgroup.com/~/media/UHG/PDF/2010/UNH-Working-Paper-5.ashx. Accessed June 21, 2015.

34. Kasman M, Hammond RA, Werman A, Mack-Crane A, McKinnon RA. *An In-Depth Look at the Lifetime Economic Cost of Obesity.* May 12, 2015. http://www.brookings.edu/blogs/brookings-now/posts/2015/05/societal-costs-of-obesity. Accessed June 21, 2015.

第三章 科学

1. What causes obesity? *JAMA* 1924;83(13):1003.

2. Stunkard A, Mc L-HM. The results of treatment for obesity: a review of the literature and report of a series. *Archives of Internal Medicine* 1959;103(1):79-85.

3. Methods for voluntary weight loss and control. NIH Technology Assessment Conference Panel. Consensus Development Conference, 30 March to 1 April 1992. *Annals of Internal Medicine* 1993;119(7 Pt 2):764-770.

4. Kraschnewski JL, Boan J, Esposito J, et al. Long-term weight loss maintenance in the United States. *International Journal of Obesity* 2010;34(11):1644-1654;

Also see: Fildes A, Charlton J, Rudisill C, Littlejohns P, Prevost AT, Gulliford MC. Probability of an obese person attaining normal body weight: cohort study using electronic health records. *Am J Public Health* 2015;105(9):e54-9.

5. Epstein LH, Myers MD, Raynor HA, Saelens BE. Treatment of pediatric obesity. *Pediatrics* 1998;101(3 Pt 2):554-570; McGovern L, Johnson JN, Paulo R, et al. Clinical review: treatment of pediatric obesity: a systematic review and meta-analysis of randomized trials. *Journal of Clinical Endocrinology and Metabolism* 2008;93(12):4600-4605; Muhlig Y, Wabitsch M, Moss A, Hebebrand J. Weight loss in children and adolescents. *Deutsches Arzteblatt International* 2014; 111(48):818-824.

6. Kissileff HR, Thornton JC, Torres MI, et al. Leptin reverses declines in satiation in weight-reduced obese humans. *AJCN* 2012;95(2):309-317; Leibel RL, Rosenbaum M, Hirsch J. Changes in energy expenditure resulting from altered body weight. *NEJM* 1995;332(10):621-628.

7. Leibel RL, Rosenbaum M, Hirsch J. Changes in energy expenditure resulting from altered body weight. *NEJM* 1995;332(10):621-628; Norgan NG, Durnin JV. The effect of 6 weeks of overfeeding on the body weight, body composition, and energy metabolism of young men. *AJCN* 1980;33(5):978-988; Roberts SB, Young VR, Fuss P, et al. Energy expenditure and subsequent nutrient intakes in overfed young men. *American Journal of Physiology* 1990;259(3 Pt 2):R461-469; Sims EA, Goldman RF, Gluck CM, Horton ES, Kelleher PC, Rowe DW. Experimental obesity in man. *Transactions of the Association of American Physicians* 1968; 81:153-170.

8. Ludwig DS, Friedman MI. Increasing adiposity: consequence or cause of overeating? *JAMA* 2014;311(21):2167-2168.

9. Cusin I, Rohner-Jeanrenaud F, Terrettaz J, Jeanrenaud B. Hyperinsulinemia and its impact on obesity and insulin resistance. *International Journal of Obesity and Related Metabolic Disorders* 1992;16 Suppl 4:S1-11; Torbay N, Bracco EF, Geliebter A, Stewart IM, Hashim SA. Insulin increases body fat despite control of food intake and physical activity. *American Journal of Physiology* 1985;248(1 Pt 2): R120-124.

10. Mehran AE, Templeman NM, Brigidi GS, et al. Hyperinsulinemia drives diet-induced obesity independently of brain insulin production. *Cell Metabolism* 2012;16(6):723-737.

11. Le Stunff C, Fallin D, Schork NJ, Bougneres P. The insulin gene VNTR is associated with fasting insulin levels and development of juvenile obesity. *Nature Genetics* 2000;26(4):444-446; Sigal RJ, El-Hashimy M, Martin BC, Soeldner JS, Krolewski AS, Warram JH. Acute postchallenge hyperinsulinemia predicts weight gain: a prospective study. *Diabetes* 1997;46(6):1025-1029.

12. Hansen JB, Arkhammar PO, Bodvarsdottir TB, Wahl P. Inhibition of insulin secretion as a new drug target in the treatment of metabolic disorders. *Current Medicinal Chemistry* 2004;11(12):1595-1615; Mitri J, Hamdy O. Diabetes medications and body weight. *Expert Opinion on Drug Safety* 2009;8(5):573-584.

13. Ludwig DS, Friedman MI. Increasing adiposity: consequence or cause of overeating? *JAMA* 2014;311(21):2167-2168; Ludwig DS. The glycemic index: physiological mechanisms relating to obesity, diabetes, and cardiovascular disease. *JAMA* 2002;287(18):2414-2423.

14. Ludwig DS, Majzoub JA, Al-Zahrani A, Dallal GE, Blanco I, Roberts SB. High glycemic index foods, overeating, and obesity. *Pediatrics* 1999;103(3):E26.

15. Ludwig DS. The glycemic index: physiological mechanisms relating to obesity, diabetes, and cardiovascular disease. *JAMA* 2002;287(18):2414-2423; Campfield LA, Smith FJ, Rosenbaum M, Hirsch J. Human eating: evidence for a physiological basis using a modified paradigm. *Neuroscience and Biobehavioral Reviews* 1996;20(1):133-137; Page KA, Seo D, Belfort-DeAguiar R, et al. Circulating glucose levels modulate neural control of desire for high-calorie foods in humans. *The Journal of Clinical Investigation* 2011;121(10):4161-4169; Pittas AG, Hariharan R, Stark PC, Hajduk CL, Greenberg AS, Roberts SB. Interstitial glucose level is a significant predictor of energy intake in free-living women with healthy body weight. *The Journal of Nutrition* 2005;135(5):1070-1074.

16. Ludwig DS. The glycemic index: physiological mechanisms relating to obesity, diabetes, and cardiovascular disease. *JAMA* 2002;287(18):2414-2423; Ludwig DS. Dietary glycemic index and obesity. *The Journal of Nutrition* 2000;130(2S Suppl):280S-283S; Ludwig DS. Clinical update: the low-glycaemic-index diet. *Lancet* 2007;369(9565):890-892.

17. Lennerz BS, Alsop DC, Holsen LM, et al. Effects of dietary glycemic index on brain regions related to reward and craving in men. *AJCN* 2013;98(3):641-647.

18. Ebbeling CB, Swain JF, Feldman HA, et al. Effects of dietary composition on energy expenditure during weight-loss maintenance. *JAMA* 2012;307(24):2627-2634.

19. Pawlak DB, Kushner JA, Ludwig DS. Effects of dietary glycaemic index on adiposity, glucose homoeostasis, and plasma lipids in animals. *Lancet* 2004;364(9436):778-785.

20. Berryman CE, West SG, Fleming JA, Bordi PL, Kris-Etherton PM. Effects of daily almond consumption on cardiometabolic risk and abdominal adiposity in healthy adults with elevated LDL-cholesterol: a randomized controlled trial. *Journal of the American Heart Association* 2015;4(1):e000993.

21. Mozaffarian D, Hao T, Rimm EB, Willett WC, Hu FB. Changes in diet and lifestyle and long-term weight gain in women and men. *NEJM* 2011;364(25):2392-2404.

22. Lumeng CN, Saltiel AR. Inflammatory links between obesity and metabolic disease. *The Journal of Clinical Investigation* 2011;121(6):2111-2117; Odegaard JI, Chawla A. Pleiotropic actions of insulin resistance and inflammation in metabolic homeostasis. *Science* 2013;339(6116):172-177; Odegaard JI, Chawla A. The immune system as a sensor of the metabolic state. *Immunity* 2013;38(4):644-654; Pond CM. Adipose tissue and the immune system. *Prostaglandins, Leukotrienes,*

and Essential Fatty Acids 2005;73(1):17-30; Miller LS. Adipocytes armed against Staphylococcus aureus. *NEJM* 2015;372(14):1368-1370.

23. Cildir G, Akincilar SC, Tergaonkar V. Chronic adipose tissue inflammation: all immune cells on the stage. *Trends in Molecular Medicine* 2013;19(8):487-500; Kanneganti TD, Dixit VD. Immunological complications of obesity. *Nature Immunology* 2012;13(8):707-712; Mirsoian A, Bouchlaka MN, Sckisel GD, et al. Adiposity induces lethal cytokine storm after systemic administration of stimulatory immunotherapy regimens in aged mice. *Journal of Experimental Medicine* 2014;211(12):2373-2383; Trayhurn P. Hypoxia and adipose tissue function and dysfunction in obesity. *Physiological Reviews* 2013;93(1):1-21; Winer S, Winer DA. The adaptive immune system as a fundamental regulator of adipose tissue inflammation and insulin resistance. *Immunology and Cell Biology* 2012;90(8):755-762; Glass CK, Olefsky JM. Inflammation and lipid signaling in the etiology of insulin resistance. *Cell Metabolism* 2012;15(5):635-645; Kotas ME, Medzhitov R. Homeostasis, Inflammation, and Disease Susceptibility. *Cell* 2015;160(5):816-827.

24. Bekkering P, Jafri I, van Overveld FJ, Rijkers GT. The intricate association between gut microbiota and development of type 1, type 2 and type 3 diabetes. *Expert Review of Clinical Immunology* 2013;9(11):1031-1041.

25. Johnson AM, Olefsky JM. The origins and drivers of insulin resistance. *Cell* 2013;152(4):673-684; Shulman GI. Ectopic fat in insulin resistance, dyslipidemia, and cardiometabolic disease. *NEJM* 2014;371(23):2237-2238; Suganami T, Tanaka M, Ogawa Y. Adipose tissue inflammation and ectopic lipid accumulation. *Endocrine Journal* 2012;59(10):849-857.

26. Arruda AP, Milanski M, Velloso LA. Hypothalamic inflammation and thermogenesis: the brown adipose tissue connection. *Journal of Bioenergetics and Biomembranes* 2011;43(1):53-58; Cai D. Neuroinflammation and neurodegeneration in overnutrition-induced diseases. *Trends in Endocrinology and Metabolism* 2013;24(1):40-47; Pimentel GD, Ganeshan K, Carvalheira JB. Hypothalamic inflammation and the central nervous system control of energy homeostasis. *Molecular and Cellular Endocrinology* 2014;397(1-2):15-22; Thaler JP, Yi CX, Schur EA, et al. Obesity is associated with hypothalamic injury in rodents and humans. *Journal of Clinical Investigation* 2012;122(1):153-162; Williams LM. Hypothalamic dysfunction in obesity. *Proceedings of the Nutrition Society* 2012;71(4):521-533.

27. Thaler JP, Yi CX, Schur EA, et al. Obesity is associated with hypothalamic injury in rodents and humans. *Journal of Clinical Investigation* 2012;122(1):153-162; Kleinridders A, Schenten D, Konner AC, et al. MyD88 signaling in the CNS is required for development of fatty acid-induced leptin resistance and diet-induced obesity. *Cell Metabolism* 2009;10(4):249-259; Maric T, Woodside B, Luheshi GN. The effects of dietary saturated fat on basal hypothalamic neuroinflammation in rats. *Brain, Behavior, and Immunity* 2014;36:35-45.

28. Thaler JP, Yi CX, Schur EA, et al. Obesity is associated with hypothalamic injury in rodents and humans. *Journal of Clinical Investigation* 2012;122(1):153-162; Cazettes F, Cohen JI, Yau PL, Talbot H, Convit A. Obesity-mediated

inflammation may damage the brain circuit that regulates food intake. *Brain Research* 2011;1373:101-109.

29. Ligibel JA, Alfano CM, Courneya KS, et al. American Society of Clinical Oncology position statement on obesity and cancer. *Journal of Clinical Oncology* 2014;32(31):3568-3574.

30. Berrington de Gonzalez A, Hartge P, Cerhan JR, et al. Body-mass index and mortality among 1.46 million white adults. *NEJM* 2010;363(23):2211-2219; Global Burden of Metabolic Risk Factors for Chronic Diseases Collaboration, Lu Y, Hajifathalian K, et al. Metabolic mediators of the effects of body-mass index, overweight, and obesity on coronary heart disease and stroke: a pooled analysis of 97 prospective cohorts with 1.8 million participants. *Lancet* 2014;383(9921):970-983; Tirosh A, Shai I, Afek A, et al. Adolescent BMI trajectory and risk of diabetes versus coronary disease. *NEJM* 2011;364(14):1315-1325; Tobias DK, Pan A, Jackson CL, et al. Body-mass index and mortality among adults with incident type 2 diabetes. *NEJM* 2014;370(3):233-244.

31. Bell JA, Hamer M, Sabia S, Singh-Manoux A, Batty D, Kivimaki M. The Natural Course of Healthy Obesity Over 20 Years. *J Am Col Card* 2015;65(1):101-102; Hamer M, Stamatakis E. Metabolically healthy obesity and risk of all-cause and cardiovascular disease mortality. *Journal of Clinical Endocrinology and Metabolism* 2012;97(7):2482-2488.

32. Ruderman N, Chisholm D, Pi-Sunyer X, Schneider S. The metabolically obese, normal-weight individual revisited. *Diabetes* 1998;47(5):699-713; Thomas EL, Parkinson JR, Frost GS, et al. The missing risk: MRI and MRS phenotyping of abdominal adiposity and ectopic fat. *Obesity* 2012;20(1):76-87; Wildman RP, Muntner P, Reynolds K, et al. The obese without cardiometabolic risk factor clustering and the normal weight with cardiometabolic risk factor clustering: prevalence and correlates of 2 phenotypes among the US population (NHANES 1999-2004). *Archives of Internal Medicine* 2008;168(15):1617-1624.

33. Look AHEAD Research Group, Wing RR, Bolin P, et al. Cardiovascular effects of intensive lifestyle intervention in type 2 diabetes. *NEJM* 2013;369(2): 145-154.

34. Estruch R, Ros E, Salas-Salvado J, et al. Primary prevention of cardiovascular disease with a Mediterranean diet. *NEJM* 2013;368(14):1279-1290.

35. Gearhardt AN, Davis C, Kuschner R, Brownell KD. The addiction potential of hyperpalatable foods. *Current Drug Abuse Reviews* 2011;4(3):140-145.

36. Lasselin J, Capuron L. Chronic low-grade inflammation in metabolic disorders: relevance for behavioral symptoms. *Neuroimmunomodulation* 2014;21(2-3): 95-101.

37. Benton D, Ruffin MP, Lassel T, et al. The delivery rate of dietary carbohydrates affects cognitive performance in both rats and humans. *Psychopharmacology* 2003;166(1):86-90.

38. Papanikolaou Y, Palmer H, Binns MA, Jenkins DJ, Greenwood CE. Better cognitive performance following a low-glycaemic-index compared with a

high-glycaemic-index carbohydrate meal in adults with type 2 diabetes. *Diabetologia* 2006;49(5):855-862.

39. Szabo L. NIH Director: Budget Cuts Put U.S. Science at Risk. *USA Today* April 23, 2014. http://www.usatoday.com/story/news/nation/2014/04/23/nih -budget-cuts/8056113/ Accessed June 22, 2015; Federation of American Societies for Experimental Biology. Sustaining discovery in biological and medical sciences – a framework for discussion. Bethesa, MD; 2015. http://www.faseb.org/Sustaining Discovery/Home.aspx Accessed August 9, 2015.

40. Shai I, Schwarzfuchs D, Henkin Y, et al. Weight loss with a low-carbohydrate, Mediterranean, or low-fat diet. *NEJM* 2008;359(3):229-241.

41. Slavin J. Two more pieces to the 1000-piece carbohydrate puzzle. *AJCN* 2014;100(1):4-5.

42. Mozaffarian D, Ludwig DS. Dietary guidelines in the 21st century—a time for food. *JAMA* 2010;304(6):681-682.

第四章　解决方法

1. Kelly RL. *The Foraging Spectrum: Diversity in Hunter-Gatherer Lifeways.* Clinton Corners, NY: Percheron Press; 2007.

2. Ludwig DS. The glycemic index: physiological mechanisms relating to obesity, diabetes, and cardiovascular disease. *JAMA* 2002;287(18):2414-2423; Unger RH, Orci L. Physiology and pathophysiology of glucagon. *Physiological Reviews* 1976;56(4):778-826.

3. Bilsborough S, Mann N. A review of issues of dietary protein intake in humans. *International Journal of Sport Nutrition and Exercise Metabolism* 2006; 16(2):129-152.

4. Feinman RD, Pogozelski WK, Astrup A, et al. Dietary carbohydrate restriction as the first approach in diabetes management: Critical review and evidence base. *Nutrition* 2015;31(1):1-13; Paoli A, Rubini A, Volek JS, Grimaldi KA. Beyond weight loss: a review of the therapeutic uses of very-low-carbohydrate (ketogenic) diets. *European Journal of Clinical Nutrition* 2013;67(8):789-796.

5. Cahill GF, Jr., Veech RL. Ketoacids? Good medicine? *Transactions of the American Clinical and Climatological Association.* 2003;114:149-161; Newman JC, Verdin E. beta-hydroxybutyrate: Much more than a metabolite. *Diabetes Research and Clinical Practice* 2014;106(2):173-181.

6. Ludwig DS. The glycemic index: physiological mechanisms relating to obesity, diabetes, and cardiovascular disease. *JAMA* 2002;287(18):2414-2423; Jenkins DJ, Wolever TM, Taylor RH, et al. Glycemic index of foods: a physiological basis for carbohydrate exchange. *AJCN* 1981;34(3):362-366; Wolever TM, Jenkins DJ, Jenkins AL, Josse RG. The glycemic index: methodology and clinical implications. *AJCN* 1991;54(5):846-854; Atkinson FS, Foster-Powell K, Brand-Miller JC. International tables of glycemic index and glycemic load values: 2008. *Diabetes Care* 2008;31(12):2281-2283.

7. Ludwig DS. The glycemic index: physiological mechanisms relating to obesity, diabetes, and cardiovascular disease. *JAMA* 2002;287(18):2414-2423; Atkinson FS, Foster-Powell K, Brand-Miller JC. International tables of glycemic index and glycemic load values: 2008. *Diabetes Care* 2008;31(12):2281-2283; Ludwig DS. Glycemic load comes of age. *The Journal of Nutrition* 2003;133(9):2695-2696.

8. Fleming P, Godwin M. Low-glycaemic index diets in the management of blood lipids: a systematic review and meta-analysis. *Family Practice* 2013;30(5):485-491; Goff LM, Cowland DE, Hooper L, Frost GS. Low glycaemic index diets and blood lipids: a systematic review and meta-analysis of randomised controlled trials. *Nutrition, Metabolism, and Cardiovascular Diseases* 2013; 23(1):1-10; Livesey G, Taylor R, Hulshof T, Howlett J. Glycaemic response and health—a systematic review and meta-analysis: relations between dietary glycemic properties and health outcomes. *AJCN* 2008;87(1):258S-268S; Ludwig DS. Clinical update: the low-glycaemic-index diet. *Lancet* 2007;369(9565):890-892; Schwingshackl L, Hoffmann G. Long-term effects of low glycemic index/load vs. high glycemic index/load diets on parameters of obesity and obesity-associated risks: a systematic review and meta-analysis. *Nutrition, Metabolism, and Cardiovascular Diseases* 2013;23(8):699-706.

9. Larsen TM, Dalskov SM, van Baak M, et al. Diets with high or low protein content and glycemic index for weight-loss maintenance. *NEJM* 2010;363(22): 2102-2113; Ludwig DS, Ebbeling CB. Weight-loss maintenance—mind over matter? *NEJM* 2010;363(22):2159-2161.

10. Bhupathiraju SN, Tobias DK, Malik VS, et al. Glycemic index, glycemic load, and risk of type 2 diabetes: results from 3 large US cohorts and an updated meta-analysis. *AJCN* 2014;100(1):218-232.

11. Liu S, Willett WC, Stampfer MJ, et al. A prospective study of dietary glycemic load, carbohydrate intake, and risk of coronary heart disease in US women. *AJCN* 2000;71(6):1455-1461.

12. Chiasson JL, Josse RG, Gomis R, et al. Acarbose treatment and the risk of cardiovascular disease and hypertension in patients with impaired glucose tolerance: the STOP-NIDDM trial. *JAMA* 2003;290(4):486-494.

13. Barclay AW, Petocz P, McMillan-Price J, et al. Glycemic index, glycemic load, and chronic disease risk—a meta-analysis of observational studies. *AJCN* 2008;87(3):627-637; Dong JY, Qin LQ. Dietary glycemic index, glycemic load, and risk of breast cancer: meta-analysis of prospective cohort studies. *Breast Cancer Research and Treatment* 2011;126(2):287-294; Gnagnarella P, Gandini S, La Vecchia C, Maisonneuve P. Glycemic index, glycemic load, and cancer risk: a meta-analysis. *AJCN* 2008;87(6):1793-1801; Nagle CM, Olsen CM, Ibiebele TI, et al. Glycemic index, glycemic load and endometrial cancer risk: results from the Australian National Endometrial Cancer study and an updated systematic review and meta-analysis. *European Journal of Nutrition* 2013;52(2):705-715; Rossi M, Turati F, Lagiou P, Trichopoulos D, La Vecchia C, Trichopoulou A. Relation of dietary glycemic load with ischemic and hemorrhagic stroke: a cohort study in

Greece and a meta-analysis. *European Journal of Nutrition* 2014;54(2)215-222; Valtuena S, Pellegrini N, Ardigo D, et al. Dietary glycemic index and liver steatosis. *AJCN* 2006;84(1):136-142; Biddinger SB, Ludwig DS. The insulin-like growth factor axis: a potential link between glycemic index and cancer. *AJCN* 2005;82(2):277-278; Gangwisch JE, Hale L, Garcia L, et al. High glycemic index diet as a risk factor for depression: analyses from the Women's Health Initiative. *AJCN* 2015;102(2):454-63.

14. Sacks FM, Carey VJ, Anderson CA, et al. Effects of high vs low glycemic index of dietary carbohydrate on cardiovascular disease risk factors and insulin sensitivity: the OmniCarb randomized clinical trial. *JAMA* 2014;312(23):2531-2541.

15. Ludwig DS, Astrup A, Willett WC. The glycemic index: Reports of its demise have been exaggerated. *Obesity* 2015;23(7):1327-1328.

16. Brownlee IA, Moore C, Chatfield M, et al. Markers of cardiovascular risk are not changed by increased whole-grain intake: the WHOLEheart study, a randomised, controlled dietary intervention. *British Journal of Nutrition* 2010;104(1): 125-134.

17. Ludwig DS. The glycemic index: physiological mechanisms relating to obesity, diabetes, and cardiovascular disease. *JAMA* 2002;287(18):2414-2423; Fleming P, Godwin M. Low-glycaemic index diets in the management of blood lipids: a systematic review and meta-analysis. *Family Practice* 2013;30(5):485-491; Livesey G, Taylor R, Hulshof T, Howlett J. Glycemic response and health—a systematic review and meta-analysis: relations between dietary glycemic properties and health outcomes. *AJCN* 2008;87(1):258S-268S; Ludwig DS. Clinical update: the low-glycaemic-index diet. *Lancet* 2007;369(9565):890-892; Schwingshackl L, Hoffmann G. Long-term effects of low glycemic index/load vs. high glycemic index/load diets on parameters of obesity and obesity-associated risks: a systematic review and meta-analysis. *Nutrition, Metabolism, and Cardiovascular Diseases* 2013;23(8):699-706; Wolever TM. Is glycaemic index (GI) a valid measure of carbohydrate quality? *European Journal of Clinical Nutrition* 2013;67(5):522-531.

18. Ludwig DS, Ebbeling CB, Livingston EH. Surgical vs lifestyle treatment for type 2 diabetes. *JAMA* 2012;308(10):981-982.

19. Pereira MA, Kartashov AI, Ebbeling CB, et al. Fast-food habits, weight gain, and insulin resistance (the CARDIA study): 15-year prospective analysis. *Lancet* 2005;365(9453):36-42.

20. Poti JM, Mendez MA, Ng SW, Popkin BM. Is the degree of food processing and convenience linked with the nutritional quality of foods purchased by US households? *AJCN* 2015;101(6):1251-1262.

21. Taubes G. Nutrition. The soft science of dietary fat. *Science* 2001;291 (5513):2536-2545.

22. Mozaffarian D, Willett WC. Trans fatty acids and cardiovascular risk: a unique cardiometabolic imprint? *Current Atherosclerosis Reports* 2007;9(6):486-493.

23. Ascherio A, Willett WC. Health effects of trans fatty acids. *AJCN* 1997; 66(4 Suppl):1006S-1010S.

24. Hu FB. Are refined carbohydrates worse than saturated fat? *AJCN* 2010;91(6):1541-1542; Siri-Tarino PW, Sun Q, Hu FB, Krauss RM. Saturated fat, carbohydrate, and cardiovascular disease. *AJCN* 2010;91(3):502-509.

25. Jakobsen MU, Dethlefsen C, Joensen AM, et al. Intake of carbohydrates compared with intake of saturated fatty acids and risk of myocardial infarction: importance of the glycemic index. *AJCN* 2010;91(6):1764-1768.

26. Hu FB. Are refined carbohydrates worse than saturated fat? *AJCN* 2010;91(6):1541-1542.

27. Chowdhury R, Warnakula S, Kunutsor S, et al. Association of dietary, circulating, and supplement fatty acids with coronary risk: a systematic review and meta-analysis. *Annals of Internal Medicine* 2014;160(6):398-406; Siri-Tarino PW, Sun Q, Hu FB, Krauss RM. Meta-analysis of prospective cohort studies evaluating the association of saturated fat with cardiovascular disease. *AJCN* 2010;91(3):535-546.

28. Mozaffarian D, Micha R, Wallace S. Effects on coronary heart disease of increasing polyunsaturated fat in place of saturated fat: a systematic review and meta-analysis of randomized controlled trials. *PLoS Medicine* 2010;7(3):e1000252.

29. Gillingham LG, Harris-Janz S, Jones PJ. Dietary monounsaturated fatty acids are protective against metabolic syndrome and cardiovascular disease risk factors. *Lipids* 2011;46(3):209-228.

30. Lopez S, Bermudez B, Ortega A, et al. Effects of meals rich in either monounsaturated or saturated fat on lipid concentrations and on insulin secretion and action in subjects with high fasting triglyceride concentrations. *AJCN* 2011;93(3):494-499; Nicholls SJ, Lundman P, Harmer JA, et al. Consumption of saturated fat impairs the anti-inflammatory properties of high-density lipoproteins and endothelial function. *Journal of the American College of Cardiology* 2006;48(4):715-720; Raz O, Steinvil A, Berliner S, Rosenzweig T, Justo D, Shapira I. The effect of two iso-caloric meals containing equal amounts of fats with a different fat composition on the inflammatory and metabolic markers in apparently healthy volunteers. *Journal of Inflammation* 2013;10(1):3 doi:10.1186/1476-9255-10-3; Uusitupa M, Schwab U, Makimattila S, et al. Effects of two high-fat diets with different fatty acid compositions on glucose and lipid metabolism in healthy young women. *AJCN* 1994;59(6):1310-1316; Xiao C, Giacca A, Carpentier A, Lewis GF. Differential effects of monounsaturated, polyunsaturated and saturated fat ingestion on glucose-stimulated insulin secretion, sensitivity and clearance in overweight and obese, non-diabetic humans. *Diabetologia* 2006;49(6):1371-1379.

31. Cintra DE, Ropelle ER, Moraes JC, et al. Unsaturated fatty acids revert diet-induced hypothalamic inflammation in obesity. *PLoS One* 2012;7(1):e30571; Huang S, Rutkowsky JM, Snodgrass RG, et al. Saturated fatty acids activate TLR-mediated proinflammatory signaling pathways. *Journal of Lipid Research* 2012;53(9):2002-2013; Lichtenstein L, Mattijssen F, de Wit NJ, et al. Angptl4 protects against severe proinflammatory effects of saturated fat by inhibiting fatty acid uptake into mesenteric lymph node macrophages. *Cell Metabolism*

2010;12(6):580-592; Maric T, Woodside B, Luheshi GN. The effects of dietary saturated fat on basal hypothalamic neuroinflammation in rats. *Brain, Behavior, and Immunity* 2014;36:35-45; Poledne R. A new atherogenic effect of saturated fatty acids. *Physiological Research* 2013;62(2):139-143; Vijay-Kumar M, Vanegas SM, Patel N, Aitken JD, Ziegler TR, Ganji V. Fish oil rich diet in comparison to saturated fat rich diet offered protection against lipopolysaccharide-induced inflammation and insulin resistance in mice. *Nutrition & Metabolism* 2011;8(1):16 doi: 10.1186/1743-7075-8-16; Williams LM. Hypothalamic dysfunction in obesity. *The Proceedings of the Nutrition Society* 2012;71(4):521-533.

32. Rosqvist F, Iggman D, Kullberg J, et al. Overfeeding polyunsaturated and saturated fat causes distinct effects on liver and visceral fat accumulation in humans. *Diabetes* 2014;63(7):2356-2368.

33. Kien CL, Bunn JY, Tompkins CL, et al. Substituting dietary monounsaturated fat for saturated fat is associated with increased daily physical activity and resting energy expenditure and with changes in mood. *AJCN* 2013;97(4):689-697.

34. de Oliveira Otto MC, Mozaffarian D, Kromhout D, et al. Dietary intake of saturated fat by food source and incident cardiovascular disease: the Multi-Ethnic Study of Atherosclerosis. *AJCN* 2012;96(2):397-404; de Oliveira Otto MC, Nettleton JA, Lemaitre RN, et al. Biomarkers of dairy fatty acids and risk of cardiovascular disease in the Multi-ethnic Study of Atherosclerosis. *Journal of the American Heart Association* 2013;2(4):e000092; Lawrence GD. Dietary fats and health: dietary recommendations in the context of scientific evidence. *Advances in Nutrition* 2013;4(3):294-302.

35. Ludwig DS, Jenkins DJ. Carbohydrates and the postprandial state: have our cake and eat it too? *AJCN* 2004;80(4):797-798; Volk BM, Kunces LJ, Freidenreich DJ, et al. Effects of step-wise increases in dietary carbohydrate on circulating saturated fatty acids and palmitoleic acid in adults with metabolic syndrome. *PloS One.* 2014;9(11):e113605.

36. Itariu BK, Zeyda M, Hochbrugger EE, et al. Long-chain n-3 PUFAs reduce adipose tissue and systemic inflammation in severely obese nondiabetic patients: a randomized controlled trial. *AJCN* 2012;96(5):1137-1149; Titos E, Claria J. Omega-3-derived mediators counteract obesity-induced adipose tissue inflammation. *Prostaglandins & Other Lipid Mediators* 2013;107:77-84; White PJ, Marette A. Potential role of omega-3-derived resolution mediators in metabolic inflammation. *Immunology and Cell Biology* 2014;92(4):324-330.

37. Cordain L, Watkins BA, Florant GL, Kelher M, Rogers L, Li Y. Fatty acid analysis of wild ruminant tissues: evolutionary implications for reducing diet-related chronic disease. *European Journal of Clinical Nutrition* 2002;56(3):181-191.

38. Halton TL, Willett WC, Liu S, et al. Low-carbohydrate-diet score and the risk of coronary heart disease in women. *NEJM* 2006;355(19):1991-2002.

39. Harland JI, Haffner TA. Systematic review, meta-analysis and regression of randomised controlled trials reporting an association between an intake of circa 25 g soya protein per day and blood cholesterol. *Atherosclerosis* 2008;200(1):13-27;

Jenkins DJ, Kendall CW, Marchie A, et al. The Garden of Eden—plant based diets, the genetic drive to conserve cholesterol and its implications for heart disease in the 21st century. *Comparative Biochemistry and Physiology. Part A, Molecular & Integrative Physiology* 2003;136(1):141-151; Sanchez A, Hubbard RW, Hilton GF. Hypocholesterolemic amino acids and the insulin glucagon ratio. *Monographs on Atherosclerosis* 1990;16:126-138.

40. Tremaroli V, Backhed F. Functional interactions between the gut microbiota and host metabolism. *Nature* 2012;489(7415):242-249.

41. Clemente JC, Ursell LK, Parfrey LW, Knight R. The impact of the gut microbiota on human health: an integrative view. *Cell* 2012;148(6):1258-1270; Musso G, Gambino R, Cassader M. Obesity, diabetes, and gut microbiota: the hygiene hypothesis expanded? *Diabetes care* 2010;33(10):2277-2284; Schnorr SL, Candela M, Rampelli S, et al. Gut microbiome of the Hadza hunter-gatherers. *Nature Communications* 2014;5:3654 doi:10.1038/ncomms4654.

42. Belkaid Y, Hand TW. Role of the microbiota in immunity and inflammation. *Cell* 2014;157(1):121-141; Burcelin R. Regulation of metabolism: a cross talk between gut microbiota and its human host. *Physiology* 2012;27(5):300-307; Campbell AK, Matthews SB, Vassel N, et al. Bacterial metabolic 'toxins': a new mechanism for lactose and food intolerance, and irritable bowel syndrome. *Toxicology* 2010;278(3):268-276; Cani PD, Amar J, Iglesias MA, et al. Metabolic endotoxemia initiates obesity and insulin resistance. *Diabetes* 2007;56(7):1761-1772; Caricilli AM, Saad MJ. The role of gut microbiota on insulin resistance. *Nutrients* 2013;5(3):829-851; Ding S, Lund PK. Role of intestinal inflammation as an early event in obesity and insulin resistance. *Current Opinion in Clinical Nutrition and Metabolic Care* 2011;14(4):328-333; Fasano A. Zonulin and its regulation of intestinal barrier function: the biological door to inflammation, autoimmunity, and cancer. *Physiological Reviews* 2011;91(1):151-175; Lam YY, Mitchell AJ, Holmes AJ, et al. Role of the gut in visceral fat inflammation and metabolic disorders. *Obesity* 2011;19(11):2113-2120.

43. Belkaid Y, Hand TW. Role of the microbiota in immunity and inflammation. *Cell* 2014;157(1):121-141; Fasano A. Zonulin and its regulation of intestinal barrier function: the biological door to inflammation, autoimmunity, and cancer. *Physiological Reviews* 2011;91(1):151-175; Bekkering P, Jafri I, van Overveld FJ, Rijkers GT. The intricate association between gut microbiota and development of type 1, type 2 and type 3 diabetes. *Expert Review of Clinical Immunology* 2013;9(11):1031-1041; De Vadder F, Kovatcheva-Datchary P, Goncalves D, et al. Microbiota-generated metabolites promote metabolic benefits via gut-brain neural circuits. *Cell* 2014;156(1-2):84-96; Lasselin J, Capuron L. Chronic low-grade inflammation in metabolic disorders: relevance for behavioral symptoms. *Neuroimmunomodulation* 2014;21(2-3):95-101; Walsh CJ, Guinane CM, O'Toole PW, Cotter PD. Beneficial modulation of the gut microbiota. *FEBS Letters* 2014;588(22):4120-4130.

44. Caricilli AM, Saad MJ. The role of gut microbiota on insulin resistance. *Nutrients* 2013;5(3):829-851; Ley RE, Turnbaugh PJ, Klein S, Gordon JI. Microbial

ecology: human gut microbes associated with obesity. *Nature* 2006;444(7122):1022-1023; Turnbaugh PJ, Ley RE, Mahowald MA, Magrini V, Mardis ER, Gordon JI. An obesity-associated gut microbiome with increased capacity for energy harvest. *Nature* 2006;444(7122):1027-1031.

45. Le Chatelier E, Nielsen T, Qin J, et al. Richness of human gut microbiome correlates with metabolic markers. *Nature* 2013;500(7464):541-546.

46. Ridaura VK, Faith JJ, Rey FE, et al. Gut microbiota from twins discordant for obesity modulate metabolism in mice. *Science* 2013;341(6150):1241214 doi: 10.1126/science.1241214.

47. Cardona F, Andres-Lacueva C, Tulipani S, Tinahones FJ, Queipo-Ortuno MI. Benefits of polyphenols on gut microbiota and implications in human health. *Journal of Nutritional Biochemistry* 2013;24(8):1415-1422; Etxeberria U, Fernandez-Quintela A, Milagro FI, Aguirre L, Martinez JA, Portillo MP. Impact of polyphenols and polyphenol-rich dietary sources on gut microbiota composition. *Journal of Agricultural and Food Chemistry* 2013;61(40):9517-9533.

48. Fernandez-Garcia JC, Cardona F, Tinahones FJ. Inflammation, oxidative stress and metabolic syndrome: dietary modulation. *Current Vascular Pharmacology* 2013;11(6):906-919; Leiherer A, Mundlein A, Drexel H. Phytochemicals and their impact on adipose tissue inflammation and diabetes. *Vascular pharmacology* 2013;58(1-2):3-20; Selhub EM, Logan AC, Bested AC. Fermented foods, microbiota, and mental health: ancient practice meets nutritional psychiatry. *Journal of physiological anthropology* 2014;33:2; Siriwardhana N, Kalupahana NS, Cekanova M, LeMieux M, Greer B, Moustaid-Moussa N. Modulation of adipose tissue inflammation by bioactive food compounds. *The Journal of Nutritional Biochemistry* 2013;24(4):613-623.

49. Cross ML, Stevenson LM, Gill HS. Anti-allergy properties of fermented foods: an important immunoregulatory mechanism of lactic acid bacteria? *International Immunopharmacology* 2001;1(5):891-901; Parvez S, Malik KA, Ah Kang S, Kim HY. Probiotics and their fermented food products are beneficial for health. *Journal of Applied Microbiology* 2006;100(6):1171-1185; van Hylckama Vlieg JE, Veiga P, Zhang C, Derrien M, Zhao L. Impact of microbial transformation of food on health—from fermented foods to fermentation in the gastro-intestinal tract. *Current Opinion in Biotechnology* 2011;22(2):211-219; Kim EK, An SY, Lee MS, et al. Fermented kimchi reduces body weight and improves metabolic parameters in overweight and obese patients. *Nutrition Research* 2011;31(6):436-443; Makino S, Ikegami S, Kume A, Horiuchi H, Sasaki H, Orii N. Reducing the risk of infection in the elderly by dietary intake of yoghurt fermented with Lactobacillus delbrueckii ssp. bulgaricus OLL1073R-1. *British Journal of Nutrition* 2010;104(7):998-1006; Seppo L, Jauhiainen T, Poussa T, Korpela R. A fermented milk high in bioactive peptides has a blood pressure-lowering effect in hypertensive subjects. *AJCN* 2003;77(2):326-330; Tillisch K, Labus J, Kilpatrick L, et al. Consumption of fermented milk product with probiotic modulates brain activity. *Gastroenterology* 2013;144(7):1394-1401.

50. Chassaing B, Koren O, Goodrich JK, et al. Dietary emulsifiers impact the mouse gut microbiota promoting colitis and metabolic syndrome. *Nature* 2015; 519(7541):92-6.

51. Hill JO, Prentice AM. Sugar and body weight regulation. *AJCN* 1995;62(1 Suppl):264S-273S; discussion 273S-274S.

52. Lustig RH, Schmidt LA, Brindis CD. Public health: The toxic truth about sugar. *Nature* 2012;482(7383):27-29.

53. Duffey KJ, Popkin BM. Shifts in patterns and consumption of beverages between 1965 and 2002. *Obesity* 2007;15(11):2739-2747.

54. Stanhope KL. Role of fructose-containing sugars in the epidemics of obesity and metabolic syndrome. *Annual Review of Medicine* 2012;63:329-343.

55. Vos MB, Kimmons JE, Gillespie C, Welsh J, Blanck HM. Dietary fructose consumption among US children and adults: the Third National Health and Nutrition Examination Survey. *Medscape Journal of Medicine* 2008;10(7):160.

56. He FJ, Nowson CA, Lucas M, MacGregor GA. Increased consumption of fruit and vegetables is related to a reduced risk of coronary heart disease: meta-analysis of cohort studies. *Journal of Human Hypertension* 2007;21(9):717-728; Mozaffarian D, Hao T, Rimm EB, Willett WC, Hu FB. Changes in diet and lifestyle and long-term weight gain in women and men. *NEJM* 2011;364(25):2392-2404; Muraki I, Imamura F, Manson JE, et al. Fruit consumption and risk of type 2 diabetes: results from three prospective longitudinal cohort studies. *BMJ* 2013;347:f5001; Wang X, Ouyang Y, Liu J, et al. Fruit and vegetable consumption and mortality from all causes, cardiovascular disease, and cancer: systematic review and dose-response meta-analysis of prospective cohort studies. *BMJ* 2014;349:g4490.

57. Meyer BJ, de Bruin EJ, Du Plessis DG, van der Merwe M, Meyer AC. Some biochemical effects of a mainly fruit diet in man. *South African Medical Journal* 1971;45(10):253-261; Meyer BJ, van der Merwe M, Du Plessis DG, de Bruin EJ, Meyer AC. Some physiological effects of a mainly fruit diet in man. *South African Medical Journal* 1971;45(8):191-195.

58. Ludwig DS. Examining the health effects of fructose. *JAMA* 2013;310(1): 33-34.

59. Fry AJ. The effect of a 'sucrose-free' diet on oral glucose tolerance in man. *Nutrition and Metabolism* 1972;14(5):313-323.

60. Dunnigan MG, Fyfe T, McKiddie MT, Crosbie SM. The effects of isocaloric exchange of dietary starch and sucrose on glucose tolerance, plasma insulin and serum lipids in man. *Clinical Science* 1970;38(1):1-9.

61. Ludwig DS. Artificially sweetened beverages: cause for concern. *JAMA* 2009;302(22):2477-2478.

62. Pepino MY, Tiemann CD, Patterson BW, Wice BM, Klein S. Sucralose affects glycemic and hormonal responses to an oral glucose load. *Diabetes Care* 2013;36(9):2530-2535.

63. Simon BR, Learman BS, Parlee SD, et al. Sweet taste receptor deficient mice have decreased adiposity and increased bone mass. *PloS One* 2014;9(1):e86454;

Simon BR, Parlee SD, Learman BS, et al. Artificial sweeteners stimulate adipogenesis and suppress lipolysis independently of sweet taste receptors. *Journal of Biological Chemistry* 2013;288(45):32475-32489.

64. Jacobson MF. *Salt Assault: Brand-Name Comparisons of Processed Foods.* Third Edition, 2013. Center for Science in the Public Interest. http://cspinet.org /salt/Salt-Assault-3rd-Edition.pdf Accessed June 21, 2015; U.S. Department of Agriculture and U.S. Department of Health and Human Services. *Dietary Guidelines for Americans, 2010.* Washington, DC: U.S. Government Printing Office; 2010. http://www.health.gov/dietaryguidelines/2010.asp Accessed June 21, 2015.

65. Adler GK, Moore TJ, Hollenberg NK, Williams GH. Changes in adrenal responsiveness and potassium balance with shifts in sodium intake. *Endocrine Research* 1987;13(4):419-445.

66. Frigolet ME, Torres N, Tovar AR. The renin-angiotensin system in adipose tissue and its metabolic consequences during obesity. *Journal of Nutritional Biochemistry* 2013;24(12):2003-2015; Henriksen EJ, Prasannarong M. The role of the renin-angiotensin system in the development of insulin resistance in skeletal muscle. *Molecular and Cellular Endocrinology* 2013;378(1-2):15-22; Jing F, Mogi M, Horiuchi M. Role of renin-angiotensin-aldosterone system in adipose tissue dysfunction. *Molecular and Cellular Endocrinology* 2013;378(1-2):23-28; Marcus Y, Shefer G, Stern N. Adipose tissue renin-angiotensin-aldosterone system (RAAS) and progression of insulin resistance. *Molecular and Cellular Endocrinology* 2013;378(1-2):1-14; Underwood PC, Adler GK. The renin angiotensin aldosterone system and insulin resistance in humans. *Current Hypertension Reports* 2013;15(1):59-70.

67. Graudal NA, Hubeck-Graudal T, Jurgens G. Effects of low-sodium diet vs. high-sodium diet on blood pressure, renin, aldosterone, catecholamines, cholesterol, and triglyceride (Cochrane Review). *American Journal of Hypertension* 2012; 25(1):1-15.

68. O'Donnell M, Mente A, Rangarajan S, et al. Urinary sodium and potassium excretion, mortality, and cardiovascular events. *NEJM* 2014;371(7):612-623.

69. DiNicolantonio JJ, O'Keefe JH, Lucan SC. An unsavory truth: sugar, more than salt, predisposes to hypertension and chronic disease. *The American Journal of Cardiology* 2014;114(7):1126-1128.

70. Appel LJ, Sacks FM, Carey VJ, et al. Effects of protein, monounsaturated fat, and carbohydrate intake on blood pressure and serum lipids: results of the OmniHeart randomized trial. *JAMA* 2005;294(19):2455-2464.

71. Bernstein AM, Willett WC. Trends in 24-h urinary sodium excretion in the United States, 1957-2003: a systematic review. *AJCN* 2010;92(5):1172-1180.

72. Simmons AL, Schlezinger JJ, Corkey BE. What Are We Putting in Our Food That Is Making Us Fat? Food Additives, Contaminants, and Other Putative Contributors to Obesity. *Current Obesity Reports* 2014;3(2):273-285.

73. Regnier SM, Sargis RM. Adipocytes under assault: environmental disruption of adipose physiology. *Biochimica et Biophysica Acta* 2014;1842(3):520-533.

74. Rubin BS, Murray MK, Damassa DA, King JC, Soto AM. Perinatal exposure to low doses of bisphenol A affects body weight, patterns of estrous cyclicity, and plasma LH levels. *Environmental Health Perspectives* 2001;109(7):675-680; Somm E, Schwitzgebel VM, Toulotte A, et al. Perinatal exposure to bisphenol a alters early adipogenesis in the rat. *Environmental Health Perspectives* 2009; 117(10):1549-1555.

75. Bittman M. Stop Making Us Guinea Pigs. *New York Times.* March 25, 2015, 2015. http://www.nytimes.com/2015/03/25/opinion/stop-making-us-guinea-pigs .html Accessed June 21, 2015.

76. GRACE Communications Foundation. *Sustainable Table* http://www.sus tainabletable.org/385/additives Accessed June 21, 2015.

77. General Mills Fruit Snacks Product List. http://www.generalmills.com /en/Brands/Snacks/fruit-snacks/brand-product-list. Accessed June 21, 2015.

78. Ferguson JF, Phillips CM, Tierney AC, et al. Gene-nutrient interactions in the metabolic syndrome: single nucleotide polymorphisms in ADIPOQ and ADIPOR1 interact with plasma saturated fatty acids to modulate insulin resistance. *AJCN* 2010;91(3):794-801; Garcia-Rios A, Delgado-Lista J, Perez-Martinez P, et al. Genetic variations at the lipoprotein lipase gene influence plasma lipid concentrations and interact with plasma n-6 polyunsaturated fatty acids to modulate lipid metabolism. *Atherosclerosis* 2011;218(2):416-422; Phillips CM, Goumidi L, Bertrais S, et al. Complement component 3 polymorphisms interact with polyunsaturated fatty acids to modulate risk of metabolic syndrome. *AJCN* 2009;90(6):1665-1673; Phillips CM, Goumidi L, Bertrais S, et al. Gene-nutrient interactions and gender may modulate the association between ApoA1 and ApoB gene polymorphisms and metabolic syndrome risk. *Atherosclerosis* 2011;214(2):408-414; Phillips CM, Goumidi L, Bertrais S, et al. Dietary saturated fat, gender and genetic variation at the TCF7L2 locus predict the development of metabolic syndrome. *The Journal of Nutritional Biochemistry* 2012;23(3):239-244; Phillips CM, Goumidi L, Bertrais S, et al. Leptin receptor polymorphisms interact with polyunsaturated fatty acids to augment risk of insulin resistance and metabolic syndrome in adults. *The Journal of Nutrition* 2010;140(2):238-244.

79. Chaput JP, Tremblay A, Rimm EB, Bouchard C, Ludwig DS. A novel interaction between dietary composition and insulin secretion: effects on weight gain in the Quebec Family Study. *AJCN* 2008;87(2):303-309.

80. Pawlak DB, Kushner JA, Ludwig DS. Effects of dietary glycaemic index on adiposity, glucose homoeostasis, and plasma lipids in animals. *Lancet* 2004; 364(9436):778-785.

81. Ebbeling CB, Leidig MM, Feldman HA, Lovesky MM, Ludwig DS. Effects of a low-glycemic load vs low-fat diet in obese young adults: a randomized trial. *JAMA* 2007;297(19):2092-2102.

82. Hron BM, Ebbeling CB, Feldman HA, Ludwig DS. Relationship of insulin dynamics to body composition and resting energy expenditure following weight loss. *Obesity* 2015, in press.

83. Bidwell AJ, Fairchild TJ, Redmond J, Wang L, Keslacy S, Kanaley JA. Physical activity offsets the negative effects of a high-fructose diet. *Medicine and Science in Sports and Exercise* 2014;46(11):2091-2098; Bidwell AJ, Fairchild TJ, Wang L, Keslacy S, Kanaley JA. Effect of increased physical activity on fructose-induced glycemic response in healthy individuals. *European Journal of Clinical Nutrition* 2014;68(9):1048-1054.

84. Xu Y, Wang L, He J, et al. Prevalence and control of diabetes in Chinese adults. *JAMA* 2013;310(9):948-959.

第五章　准备好改变你的生活

1. Rolls BJ, Engell D, Birch LL. Serving portion size influences 5-year-old but not 3-year-old children's food intakes. *Journal of the American Dietetic Association* 2000;100(2):232-234.

2. DiPietro L, Gribok A, Stevens MS, Hamm LF, Rumpler W. Three 15-min bouts of moderate postmeal walking significantly improves 24-h glycemic control in older people at risk for impaired glucose tolerance. *Diabetes Care* 2013;36(10): 3262-3268.

3. DeMarco HM, Sucher KP, Cisar CJ, Butterfield GE. Pre-exercise carbo-hydrate meals: application of glycemic index. *Medicine and Science in Sports and Exercise* 1999;31(1):164-170; Wu CL, Williams C. A low glycemic index meal before exercise improves endurance running capacity in men. *International Journal of Sport Nutrition and Exercise Metabolism* 2006;16(5):510-527.

4. Schoenborn CA, Adams PE. Health behaviors of adults: United States, 2005-2007. *Vital and health statistics. Series 10, Data from the National Health Survey* 2010(245):1-132.

5. Chrousos G, Vgontzas AN, Kritikou I. HPA Axis and Sleep. In: De Groot LJ, Beck-Peccoz P, Chrousos G, et al (editors). *Endotext*. South Dartmouth (MA);2000.

6. Beebe DW, Simon S, Summer S, Hemmer S, Strotman D, Dolan LM. Dietary intake following experimentally restricted sleep in adolescents. *Sleep* 2013;36(6):827-834; St-Onge MP, Wolfe S, Sy M, Shechter A, Hirsch J. Sleep restriction increases the neuronal response to unhealthy food in normal-weight individuals. *International Journal of Obesity* 2014;38(3):411-416.

7. Broussard JL, Ehrmann DA, Van Cauter E, Tasali E, Brady MJ. Impaired insulin signaling in human adipocytes after experimental sleep restriction: a randomized, crossover study. *Annals of Internal Medicine* 2012;157(8):549-557.

8. Donga E, van Dijk M, van Dijk JG, et al. A single night of partial sleep deprivation induces insulin resistance in multiple metabolic pathways in healthy subjects. *Journal of Clinical Endocrinology and Metabolism* 2010;95(6):2963-2968.

9. Nedeltcheva AV, Scheer FA. Metabolic effects of sleep disruption, links to obesity and diabetes. *Current Opinion in Endocrinology, Diabetes, and Obesity* 2014;21(4):293-298.

10. Lee P, Smith S, Linderman J, et al. Temperature-acclimated brown adipose tissue modulates insulin sensitivity in humans. *Diabetes* 2014;63(11):3686-3698.

11. Bhasin MK, Dusek JA, Chang BH, et al. Relaxation response induces temporal transcriptome changes in energy metabolism, insulin secretion and inflammatory pathways. *PloS One* 2013;8(5):e62817.

第六章　阶段 1——克制饮食冲动

1. Holick MF. Vitamin D deficiency. *NEJM* 2007;357(3):266-281.

结语　终结疯狂

1. Ludwig DS, Pollack HA. Obesity and the economy: from crisis to opportunity. *JAMA* 2009;301(5):533-535.

2. Ludwig DS, Blumenthal SJ, Willett WC. Opportunities to reduce childhood hunger and obesity: restructuring the Supplemental Nutrition Assistance Program (the Food Stamp Program). *JAMA* 2012;308(24):2567-2568; Brownell KD, Ludwig DS. The Supplemental Nutrition Assistance Program, soda, and USDA policy: who benefits? *JAMA* 2011;306(12):1370-1371.

3. Szabo L. NIH Director: Budget Cuts Put U.S. Science at Risk. *USA Today* April 23, 2014. http://www.usatoday.com/story/news/nation/2014/04/23/nih -budget-cuts/8056113/ Accessed June 22, 2015; Federation of American Societies for Experimental Biology. Sustaining discovery in biological and medical sciences – a framework for discussion. Bethesa, MD; 2015. http://www.faseb.org/Sustaining Discovery/Home.aspx Accessed August 9, 2015; Spector R. The Competition: On the Hunt for Research Dollars. *Stanford Medicine*: Stanford School of Medicine; Fall 2012; http://sm.stanford.edu/archive/stanmed/2012fall/article2.html Accessed June 22, 2015; United States Congress, House Committee on Education Labor, Subcommittee on Elementary, Secondary, Vocational Education. *Oversight Hearings on the Impact of Federal Cutbacks on the School Lunch Program*. Ninety-seventh Congress, First Session, Hearings Held in Washington, D.C. on October 22, November 17, 18, 1981. U.S. Government Printing Office; 1982: https://books .google.com/books?id=5qMgAAAAMAAJ&hl=en; American Academy of Pediatrics. *Federal Budget Cuts Affect Children*. https://www.aap.org/en-us/advocacy -and-policy/federal-advocacy/Pages/Federal-Budget-Cuts-Affect-Children .aspx Accessed June 22, 2015; Baker A. Despite Obesity Concerns, Gym Classes Are Cut. *New York Times* July 10, 2012. http://www.nytimes.com/2012/07/11 /education/even-as-schools-battle-obesity-physical-education-is-sidelined.html Accessed June 22, 2015.

4. Ludwig DS. Technology, diet, and the burden of chronic disease. *JAMA* 2011;305(13):1352-1353.

5. Simon M. Can Food Companies Be Trusted to Self-Regulate—An Analysis of Corporate Lobbying and Deception to Undermine Children's Health. *Loyola*

of *Los Angeles Law Review* 2006;39:169-236; Anderson P, Miller D. Commentary: Sweet policies. *BMJ* 2015;350:h780; Gornall J. Sugar's web of influence 4: Mars and company: sweet heroes or villains? *BMJ* 2015;350:h220; Gornall J. Sugar: spinning a web of influence. *BMJ* 2015;350:h231; Gornall J. Sugar's web of influence 2: Biasing the science. *BMJ* 2015;350:h215; Gornall J. Sugar's web of influence 3: Why the responsibility deal is a "dead duck" for sugar reduction. *BMJ* 2015;350:h219; Kearns CE, Glantz SA, Schmidt LA. Sugar Industry Influence on the Scientific Agenda of the National Institute of Dental Research's 1971 National Caries Program: A Historical Analysis of Internal Documents. *PLoS Medicine* 2015;12(3):e1001798; Taubes G, Couzens CK. Big Sugar's Sweet Little Lies. *Mother Jones* November/December 2012: http://www.motherjones.com/environ ment/2012/10/sugar-industry-lies-campaign Accessed June 22, 2015.

6. Lesser LI, Ebbeling CB, Goozner M, Wypij D, Ludwig DS. Relationship between funding source and conclusion among nutrition-related scientific articles. *PLoS Medicine* 2007;4(1):e5; Bes-Rastrollo M, Schulze MB, Ruiz-Canela M, Martinez-Gonzalez MA. Financial conflicts of interest and reporting bias regarding the association between sugar-sweetened beverages and weight gain: a systematic review of systematic reviews. *PLoS Med* 2013;10(12):e1001578; Simon M. *And Now a Word From Our Sponsors. Are America's Nutrition Professionals in the Pocket of Big Food?*: EatDrinkPolitics; 2013. http://www.eatdrinkpolitics.com/wp-content/uploads/AND _Corporate_Sponsorship_Report.pdf Accessed June 22, 2015; O'Connor A. Coca-Cola funds scientists who shift blame for obesity away from bad diets. *New York Times* August 9, 2015. http://well.blogs.nytimes.com/2015/08/09/coca-cola-funds-scien tists-who-shift-blame-for-obesity-away-from-bad-diets/ Accessed August 10, 2015; Neuman W. For your health, Froot Loops. *New York Times* Sept 4, 2009. http://www .nytimes.com/2009/09/05/business/05smart.html Accessed June 22, 2015; Ruiz R. Smart Choices foods: dumb as they look? *Forbes*. Sept 17, 2009. http://www.forbes .com/2009/09/17/smart-choices-labels-lifestyle-health-foods.html Accessed June 22, 2015; Strom S. A cheese 'product' gains kids' nutritional seal. *New York Times*. March 12, 2015. http://well.blogs.nytimes.com/2015/03/12/a-cheese-product-wins-kids -nutrition-seal/ Accessed June 22, 2015.

7. Christeson W, Taggart AD, Messner-Zidell S. *Too Fat to Fight: Retired Military Leaders Want Junk Food Out of America's Schools.* Washington, DC: Mission: Readiness. Military Leaders for Kids; 2010.

8. Center for Responsive Politics. Food & Beverage. *OpenSecrets.org* http://www .opensecrets.org/industries/indus.php?cycle=2014&ind=N01 Accessed June 22, 2015; Nestle M. *Food Politics: How the Food Industry Influences Nutrition and Health.* 10th Anniversary Edition ed. Berkeley: University of California Press; 2013; Brownell KD, Horgen KB. *Food Fight: The Inside Story of the Food Industry, America's Obesity Crisis, and What We Can Do About It.* New York: McGraw-Hill Companies; 2004.

9. Nestle M. *Food Politics: How the Food Industry Influences Nutrition and Health.* 10th Anniversary Edition ed. Berkeley: University of California Press; 2013; Brownell KD, Horgen KB. *Food Fight: The Inside Story of the Food Industry,*

America's Obesity Crisis, and What We Can Do About It. New York: McGraw-Hill Companies; 2004; Wilson D, Roberts J. Special Report: How Washington Went Soft on Childhood Obesity. *Reuters.* April 27, 2012. http://www.reuters.com /article/2012/04/27/us-usa-foodlobby-idUSBRE83Q0ED20120427 Accessed June 22, 2015; Nestle M. Congress again micromanages nutrition standards. *Food Politics WebLog* December 11, 2014; http://www.foodpolitics.com/?s=Congress+aga in+micromanages+nutrition Accessed June 22, 2015; Confessore N. How School Lunch Became the Latest Political Battleground. *New York Times.* October 7, 2014. http://www.nytimes.com/2014/10/12/magazine/how-school-lunch-became-the -latest-political-battleground.html?_r=1 Accessed June 22, 2015; Union of Concerned Scientists. *Eight Ways Monsanto Fails at Sustainable Agriculture.* Cambridge, MA http://www.ucsusa.org/food_and_agriculture/our-failing-food-system /genetic-engineering/eight-ways-monsanto-fails.html—.VYhr_1VVhBd Accessed June 22, 2015; Freudenberg N. *Lethal But Legal: Corporations, Consumption, and Protecting Public Health.* Oxford: Oxford University Press; 2014; Simon M. *Appetite for Profit: How the Food Industry Undermines Our Health and How to Fight Back.* New York: Nation Books; 2006.

10. Simon M. Can Food Companies Be Trusted to Self-Regulate—An Analysis of Corporate Lobbying and Deception to Undermine Children's Health. *Loyola of Los Angeles Law Review* 2006;39:169-236.

11. Nestle M. *Food Politics: How the Food Industry Influences Nutrition and Health.* 10th Anniversary Edition ed. Berkeley: University of California Press; 2013.

12. Committee on Capitalizing on Social Science and Behavioral Research to Improve the Public's Health, Institute of Medicine. Smedley BD, Syme SL (editors). *Promoting Health: Intervention Strategies from Social and Behavioral Research.* Washington, DC: National Academy Press; 2000.

13. Olshansky SJ, Passaro DJ, Hershow RC, et al. A potential decline in life expectancy in the United States in the 21st century. *NEJM* 2005;352(11): 1138-1145.

14. Willett WC, Ludwig DS. The 2010 Dietary Guidelines—the best recipe for health? *NEJM* 2011;365(17):1563-1565.

15. Mozaffarian D, Rogoff KS, Ludwig DS. The real cost of food: can taxes and subsidies improve public health? *JAMA* 2014;312(9):889-890.

16. Ludwig DS, Nestle M. Can the food industry play a constructive role in the obesity epidemic? *JAMA* 2008;300(15):1808-1811.

17. Collins FS. Exceptional opportunities in medical science: a view from the National Institutes of Health. *JAMA* 2015;313(2):131-132; Moses H, 3rd, Matheson DH, Cairns-Smith S, George BP, Palisch C, Dorsey ER. The anatomy of medical research: US and international comparisons. *JAMA* 2015;313(2):174-189.

18. Ludwig DS. Technology, diet, and the burden of chronic disease. *JAMA* 2011;305(13):1352-1353.

19. Stewart GF. Nutrition and the Food Technologist. *Food Technology* 1964;18(10):9.